必ず**アクセプト**される 医学英語論文 _{パワーアップ！改訂版}

完 全 攻 略

50の鉄則

康永 秀生 著
東京大学大学院医学系研究科教授

推薦の辞

　「だいぶデータがまとまってきたね！　学会発表もしたことだし、そろそろ論文を書いてみようか！　もちろん英語でね！」と言うや否や、大学院生の顔がさっと曇り逃げるように走り去っていく。そのような経験を何度もしてきました。「僕だって英語で論文を書くのは面倒だし苦手だけど、歯を食いしばって書いてきたんだから、君もがんばれ！」というような根性論は通用しません。せっかくの良いデータが、論文化しないために誰の目にも触れずにホコリをかぶっていき、永遠の眠りにつく、ということも稀ではありません。彼らは英語ができないわけではありません。英語論文を書く方法がわからなかったのです。この本がもっと早く出ていれば… と思わずにはいられません。

　本書の著者である康永秀生氏は東京大学大学院医学系研究科で臨床疫学の教鞭をとっておられ、極めて優れた疫学、統計学のプロフェッショナルです。同時に医学部卒業後、数年間外科医として勤務されていたという経歴をお持ちで、その臨床センスは本書の随所に光ります。また、ところどころにちりばめられたコラムには氏のユーモアのセンスも感じられます。

　良い英語論文を書くことと、うまい英文が書けることとは根本的に異なっています。康永氏は英語を母国語としないわれわれに必要なのは、fool-proof English、すなわち「誤りのない無難な英語に徹する」ことだ、と看破されます。論文は文学でも推理小説でもありません。自分たちのデータをいかに客観的に、わかりやすく読者に説明できるかが重要なのです。

「論文を書く順番は、Introduction → Methods → Results → Discussion → Abstract → Title とするのが正しい。」との指摘は、康永氏の面目躍如たるところでしょう。これこそが論文を発表するという作業の本質を表しています。いくら良い雑誌に掲載されても、読まれない論文に意味はありません。いかに多くの人に読んでもらうかが論文の生命線であり、そのためには Title や Abstract には最大限の配慮が必要です。氏はそのために必要なメソッドを惜しみなく伝授してくれています。なんとありがたい！

　読み進めるうちに、「その通り！　わかるわかる！」という同意・共感が、やがて「そうだったのか！」という驚きに変わり、最後には「実は自分が論文の書き方をうまく指導できていなかった」ことを気づかせてくれる、そんな書物であります。おそるべし。

　最後に本書の一節を記して推薦の辞を締めくくりたいと思います。

「医学の進歩は，古今東西の医学研究者たちが執筆した数多くの論文がもたらす成果の総和である。自分の論文もその中の一つである。ほんのわずかでもいい。医学の進歩のために，全力を尽くして，論文を書き上げよう。」

　そこの人！　他人事みたいな顔をしているけど、君に言ってるんだよ！　ヾ(*｀Д´*)ﾉ"

はじめに

　本書初版は，2016年に上梓されて以降，多くの読者の方々のご支持をいただき，何度も増刷を重ねてきた。お読みいただいた皆様に深く感謝申し上げる。

　筆者の専門は臨床疫学である。本書は，単なる英語の知識にとどまらず，臨床医学・疫学・統計学の知識を背景とした，医学英語論文執筆の高度なメソッドを伝授する内容となっている。

　本書の内容は，筆者が教鞭を執る東京大学大学院医学系研究科公共健康医学専攻（School of Public Health）の演習に沿っている。東大生以外の方々にもその内容を広く伝えたいという思いで，一冊の本にまとめた次第である。

　実際，本書初版の出版以降の反響は大きく，筆者は多くの大学や学会での講演にご招待いただいた。そこで医学研究を志す多くの臨床家と巡りあうこともできた。本書を読んで論文執筆に取り組み，アクセプトにたどり着くことができた，という声も多数うかがった。本当に喜ばしく，教育者冥利に尽きる思いである。

　現在も筆者は，東京大学で大学院生や若手研究者の研究指導に当たっている。主宰する教室では，コンスタントに毎年約50本の英文原著論文が国際誌にアクセプトされている。筆者はそのすべての論文の草稿を推敲し添削する作業に日々追われている。

　そうした日常を重ねていくうちに，本書初版で書き切れなかった内容が多くあることに気がついた。そこで今回，初版を大幅に改訂し，

新しい内容を組入れた第二版を上梓するに至った。

　本書の骨格である "fool-proof English（誤りのない無難な英語）の鉄則" というコンセプトは堅持している。すなわち，（i）non-native でも書ける，冗長な（redundant）表現・曖昧な（ambiguous）表現を一切排除した文章表現技術を身につけること，（ii）論理（logic）と構成（organization）を強く意識した論文の書き方を養うことを重視する。第二版では，それらの具体的な手法に関する説明を厚くした。さらに，科学論文で頻出する動詞，形容詞・副詞や，文と文のつなぎ方に関する詳説を追加した。各章の記載は大幅に修正・追加し，コラムも一新した。

　本書第二版の構成は初版をほぼ踏襲している。第 1 章では，医学論文を書くための心構えをまとめた。第 2 章では，fool-proof English の表現技術について詳述した。第 3 章から第 8 章までは，原著論文の各パーツ（Introduction, Methods, Results, Discussion, Abstract, Title）ごとの執筆手順についての解説である。第 9 章は投稿までの準備と実際の投稿作業，第 10 章は査読意見への対応から採択・掲載までの道のりを詳しく説明している。第 11 章は査読コメントの書き方を解説している。

　各章ごとに論文執筆のための鉄則を挙げ，それらをまとめて，医学英語論文執筆・完全攻略のための 50 の鉄則に仕上げた。

　本書の対象読者は，まだ論文を書いたことのない若手の医師・医学研究者だけでなく，論文を書くことを億劫に感じている臨床医，さら

には若手の論文執筆を指導しなければならない立場の上級医である。

　本書初版に引き続き，第二版執筆中にも絶えずご支援をいただいた
金原出版の編集者である山下眞人氏にも心からお礼を申し上げる。

2021 年 3 月

康永秀生

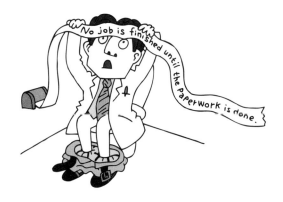

CONTENTS

v

CONTENTS

コラム

医学論文を書くための心構え

第 1 章

論文執筆準備のための鉄則

[鉄則 1] ▶自分が論文を書く意義を見つめ直す。

[鉄則 2] ▶書かなければ，何も残らない。

[鉄則 3] ▶「書く」ことを意識して「読む」。

[鉄則 4] ▶研究計画段階から論文を書き始める。

[鉄則 5] ▶論文執筆に要する時間の短縮を心がける。

---

1 ▶ なぜ自分は論文を書くのか?

　これから医学研究にトライし論文を書きたいと考えている若手の医師や医学研究者の皆さんに，今一度，自らに問い直していただきたいことがある。なぜ自分は研究し，論文を書くのか?

　学位をとるため? 大学にいるから? 周囲の同僚が研究しているから何となく自分も? 自分の知的好奇心を満たすため? それらはいずれも研究を始める動機づけにはなりえても，それだけでは長く辛い研究と論文執筆のモチベーションを維持し続けることはできない。

　若手研究者の中には，研究に着手したはよいが一向に進展せず，当初の情熱がいつの間にか薄れてしまう者もいる。論文執筆が進まない状況が続いて憂鬱になり，しまいには途中で投げ出してしまうこともある。

　モチベーションを維持するためには，「なぜ自分は論文を書くの

か？」という問いに対する答えを自分なりに考え，到達可能なゴール
を設定しなければならない。

　臨床上のスキルアップや，それを基にした個々の患者への診療とい
う人助けのプロセスは，臨床家にとっての自己実現の形である。論文
を書くことは，それとは次元の異なる人助けのプロセスであり，もう
ひとつの自己実現であるといえよう。

　研究者は皆，究極的には，当該研究領域の発展に寄与することを目
指して，研究し論文を執筆する。自分が書いた論文は，既存の医学知
識をアップデートし，多くの臨床家に読まれ，彼らによって実践に移
されることにより，多くの人命を救うことにつながるかもしれない。

　もちろん，たった1本の論文が世の中を変えるわけではない。医学
の進歩は，古今東西の医学研究者たちが執筆した数多くの論文がもた
らす成果の総和である。自分の論文もその中の一つである。ほんのわ
ずかでもいい。医学の進歩のために，全力を尽くして，論文を書き上
げよう。

　また，臨床家にとって，論文を書くことにはもうひとつ大きな意義
がある。それは，自らの日常臨床を問い直し，より良い医療を実践す
るための大きな飛躍の一歩となりうることである。

　臨床研究の出発点はいつも，日常臨床における経験である。臨床家
が取り組むべき臨床研究のテーマは，日常臨床の現場に転がってい
る。現場で感じた素朴な疑問が，そのままクリニカル・クエスチョン
になりうる。つまり，臨床研究は日常臨床の延長なのである。UpTo-
Date を眺めても，PubMed で文献検索しても，自分のクリニカル・ク
エスチョンに応えられるエビデンスは見つからないかもしれない。新
たなエビデンスを構築できるのは，自分だけかもしれない。

2 ▶ 書かなければ何も残らない

"All the thinking, all the textual analysis, all the experiment and the data gathering aren't anything until we write them up. In the world of scholarship, we are what we write."（Donald Kennedy. Academic Duty. 1997）

いかなる思考も，分析も，実験やデータ収集も，書かなければ何も残らない。学問の世界では，我々は論文によってしか評価されない。

　多くの研究者が文章を書くことの困難さを痛感している。せっかく苦労して行った観察や実験の結果をまとめるのにさらに苦労し，論文を著すことを億劫がる。しかし，ペーパーワークが終わらなければ，研究者の仕事は終わったことにはならないのだ（"No job is finished until the paperwork is done."）。

　書くべきは，peer-review（専門家による審査）のある journal への投稿論文，特に原著論文（original article）である。原著論文とは，(1) 独創的な研究結果の最初の発表であり，(2) 実験や分析を再現でき，結果・結論の検証が可能な形式で書かれてあり，(3) peer-review journal に刊行され，閲覧引用される論文である。総説論文（review article），症例報告（case report），編集者への手紙（letter to editor）などは原著論文に含まれない。学位論文，学会抄録，working paper，商業誌の記事，書籍なども，原著論文には含まれない。

　学会発表だけで満足すべきではない。学会抄録に peer-review はないこともあり，あったとしても論文ほど厳格ではない。つまり学会発表だけでは，研究成果は十分に評価されないのである。

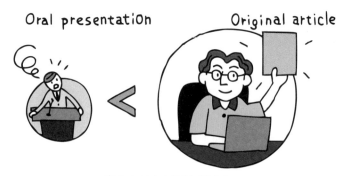

Oral presentation　Original article

書かなければ何も残らない

　学会発表は，新知見をいち早く公開する点では重要である。しかし，発表内容を論文化することの方がより重要である。**書かなければ，何も残らない。**学会発表だけで論文化しないのは，研究者の貴重な時間の空費である。

3　英語で論文を書こう

　まことに残念なことであるが，和文論文は，国際的な評価はほぼゼロである。理由は言うまでもない。日本語は日本人にしか読めないからだ。いかに優れた科学的知見であっても，日本語でしか書かれていなければ，国際的には「存在しない」のとほぼ同じである。

　もちろん日本語の論文や論説にもそれなりの価値はあるし，和文誌や和書にはそれ自体の役割がある（現に本書は日本語で書かれている）。日本の医師や医学研究者たちが母国語での academic communication を行える場は重要である。

　しかし，研究者は英語で論文を書くことにトライしてほしい。自分が行った研究を世界中の一人でも多くの人々に知らしめたければ，英

語で書くに限る。

　英語で論文を書くことの重要性を示す，Lancet 誌に掲載されたレターを紹介しよう。

"The scant acknowledgment of Japanese science has mainly been due to the fact that Japanese scientists, because of their relative lack of English skills, have tended not to publish in English-language journals. Their work has predominantly been consigned to the isolated and restricted market of Japanese journals.（中略）Japan has contributed excellent science and outstanding scientists for well over 100 years, but has received precious few plaudits."（Crump A. In praise of Japanese Research. Lancet 2006；367：297）

日本発のサイエンスがあまり認知されない原因は主に，日本の科学者たちが英語能力の不足のゆえに英文誌に発表しない傾向にあることだ。彼らの仕事はたいてい，和文誌という，孤立して限局している市場に送られる。（中略）日本は 100 年以上も優れたサイエンスや卓越した科学者の輩出に貢献しているのに，ほとんど称賛されることがないのだ。

　2005 年のノーベル生理医学賞は，ヘリコバクター・ピロリを発見した Barry Marshall 氏と Robin Warren 氏に贈られた。ところがピロリ菌に関する多くの研究成果が 20 世紀初めに日本の科学者たちによって発表されていたという。しかし発表論文は日本語であったため世界に知られることはなかった，というのがこのレターの筆者の主張である。

4 ▶ 「書く」ことを意識して「読む」

　論文を書くには，様々な準備が必要である。その第一歩が，常日頃から英語論文を読むことである。

　「忙しいから論文を読む暇がない」は禁句である。まともに論文を書ける医師は決してそんなセリフを吐かない。1日15分でもいいから論文を読む習慣をつけよう。

　論文を読むことは，ランニングと同じである。はじめは走ることが苦しくても，毎日走れば，そのうち苦にならなくなる。大量に読めば，読むスピードが速くなる。

　ただし，漫然と英語論文を読み続けても，英語論文を書けるようにはならない。Abstract と Table と Figure と Conclusion だけ読めば，論文の大筋はつかめる。しかし，そのような「斜め読み」を続けていては，臨床研究能力はいつまでたっても身につかないし，英語論文を書くこともおぼつかない。

　自ら筆を執り英語論文を書くことを強く意識して，日頃から論文を精読することをお勧めする。10本の論文の Abstract を読み飛ばすよりも，1本の論文を隅から隅まで精読する方が，臨床研究能力，論文執筆力向上にとって有用である。IMRAD（Introduction, Methods, Results and Discussion）の順番に沿って，論理展開を追いながら読むことが，英語力・論理力だけでなく論文執筆力をつける近道である。

　自分の専門分野における主要な journal は毎号チェックしよう。さらに，PubMed で検索し，良い論文を厳選して読むようにしよう。

　ただし，検索そのものには時間をかけないことが肝要である。膨大な論文を検索しそれを整理することに時間と労力を費やし，検索した論文の精読を怠っている研究者が少なくない。限られた時間はなるべ

く論文を読むことに費やすべきである。

　PubMed による論文の検索方法や論文の読み方は，近日刊行予定の拙書『必ず読めるようになる医学英語論文　究極の検索術×読解術』（金原出版）を参照されたい。

　医学英語論文を精読する際，知らない単語を調べる必要が生じたら，英英辞典を使うことをお勧めする。一般の英英辞典については，特にお勧めのものはない。Longman であれ Oxford であれ，自分が気に入ったものを使えばよい。医学用語辞典については，Stedman's Medical Dictionary などの定番の辞典の他に，Merriam-Webster's Medical Dictionary（https://www.merriam-webster.com/medical）もお勧めである。

　Non-native speaker（英語を母国語としない人）が医学英語論文を書くための効率的な方法として，自分の専門領域の論文に頻出する表現のリストを作成することをお勧めする。常日頃から医学英語論文を読んで，よく使われている表現，使える構文やパラフレーズをリストアップしておこう。論文の各節（Introduction, Methods, Results, Discussion, Conclusion, Acknowledgement）ごとに頻出表現をまとめておくとよい。これによって，自分が使える英語表現のストックを増やしていくのである。自分で英語論文を書くとき，自作の頻出表現リストから，文中にふさわしい表現をあてはめて書くようにしよう。

日々の訓練がものをいう

　論文を書き始める適切な時期は，研究の計画段階である。研究費の申請時，倫理委員会への申請時には研究のプロトコルを書く必要がある。臨床試験の場合は事前にプロトコルを作成し，登録しておく必要がある。その段階から，論文執筆を開始できる。

　先行研究のレビューを完了させ，研究の背景・目的・方法をしっかり固めてから，データを取りにかからなければならない。つまり，データを収集する前の時点で論文を書き始められるはずである。

　＜論文を書ける研究者の執筆パターン＞ をご覧いただきたい。次々に論文を書き上げてしまう研究者は，データ収集を完了する前に Introduction，Methods の執筆をほぼ完了させ，データが収集されたらすぐに解析して Results，Discussion を一気に書き上げ，Abstract と Title もすぐに作成して，即座に投稿してしまう。論文の各パーツを書く順番は，必然的に Introduction $\Rightarrow$ Methods $\Rightarrow$ Results $\Rightarrow$ Discussion $\Rightarrow$ Abstract $\Rightarrow$ Title の順となっている。

　＜論文を書けない研究者の執筆パターン＞ をご覧いただきたい。

　先行研究レビューも不十分なまま，研究仮説や研究デザイン，統計解析の方法を事前に固めておくことなしに，取れるデータを何となく取りにかかる。データを取りさえすれば，統計ソフトが何とかしてくれると勘違いしている。

　適当に集めたデータを無目的に統計ソフトにぶち込んで，「何か面白いことはないかなあ」とあてどもなく統計検定を繰り返す。P＜0.05 が出たらそれに合う仮説を考え始める。そしてそれは多くの場合，こ

<論文を書ける研究者の執筆パターン>

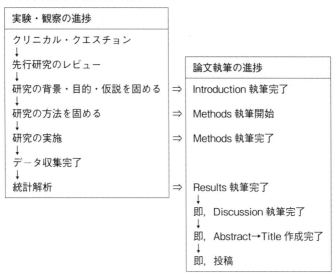

<論文を書けない研究者の執筆パターン>

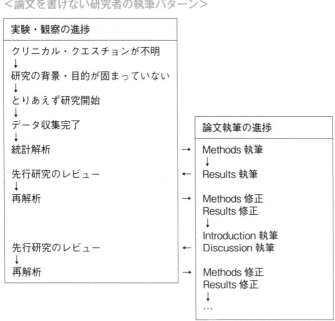

じつけである。

　とりあえず Methods から論文を書き始め，何となく Results まで書き進む。Results の解釈をこじつけるために，何かそれらしい文献はないかと，あてどもない先行研究レビューを始める。そのうち，自分が出した Results が，既に先行研究で検証済みであることに気づき，Discussion の書きようがなくなる。

　仕方がないので再びデータをいじりはじめ，ピーチ姫（P 値姫）を探す旅に出る。Methods と Results を書き直し，こじつけのストーリーに無理やりあてはめて Introduction と Discussion を書こうとするが，結局うまくいかない。

　挙句の果てにはとうとう音を上げて，実験・観察の結果を発表することなくお蔵入りにしてしまう。失ったのは時間だけでない。研究仲間からの信用も失ったのだ。これは他のだれでもない，約 20 年前，30 代前半ごろの筆者自身の姿である。

　これから論文を書こうと考えている若手の研究者諸君へ。＜論文を書ける研究者の執筆パターン＞ に倣ってほしい。

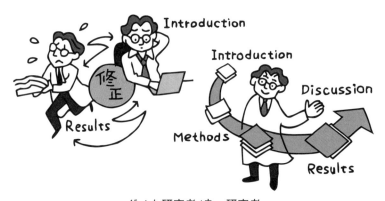

ダメな研究者/良い研究者

既に ＜論文を書けない研究者の執筆パターン＞ に陥ってしまっている若手の研究者諸君へ。今のままでは10年たっても20年たってもまともな論文を書くことはできない。しかし，心配は要らない。本書を読破した暁に，心を入れ替え精進すれば，＜論文を書ける研究者の執筆パターン＞ に近づくことができるだろう。

6 ▶ 論文執筆時間の短縮

臨床医は忙しい。365日ずっと臨床に浸りきっていれば，論文を書くことは不可能だ。論文を書きたければ，研究に専念できる時間を少しでも確保しなければならない。

ある勤務医が，勤め先の理解もあり，週に半日の「研究日」を確保できた。彼はその時間を利用して筆者の研究室に通い詰め，年間1～2本は英文原著論文を書き続けている。彼の素晴らしい点は，「研究日」にちゃんと研究をやっていることである。

「論文を書く時間が足りない」と嘆く臨床家諸氏は少なくない。時間が足りないならば，1本の論文を書き上げるトータルの時間そのものを短縮しよう。

効率的に論文を書くには，研究計画をしっかり立てることが肝要である。そうすれば自ずと，統計解析や論文執筆の各ステップにおける時間短縮を実現できる。

研究を一緒に行える仲間を得ることも重要である。研究の各ステップにおいて，自分がやろうとしていること，やっていることが正しいかどうか，自信を持てないこともあるかもしれない。そういう場合，メンターや先輩・同僚に相談する。研究デザインや解析は，疫学・統計学の専門家へのコンサルテーションをお勧めする。大学に在籍して

いない臨床医であっても，出身大学の教員に積極的に教えを請うのも
いいだろう。

　もちろん，質の高い論文を書き上げることは，並大抵の努力では成
し遂げられない。とはいえ，時間をかければより質が上がるとは限ら
ない。早く書き上げ，早くアクセプトされないと，ときに苦杯をなめ
させられることがある。書くべき論文のテーマを何年も温めている
と，他の研究者に先を越されて論文を出版されてしまうのは，ままあ
ることである。

 日本臨床疫学会

　臨床医にとって，臨床研究の方法論を学ぶ機会はあまり多くない。臨床研
究を行いたいと考え，臨床疫学や統計手法を学びたいと思っても，独学には
限界がある。

　臨床研究をやりたければ，お勧めの学会は，日本臨床疫学会である。日本
臨床疫学会は，臨床家に臨床研究を学ぶ機会や場を提供することを目的とし
て，2016年12月に発足された。（http://www.clinicalepi.org/）

　日本臨床疫学会のミッションは，「クリニカル・マインドとリサーチ・マイン
ドを持つ医療者による質の高い研究を，ビッグデータを活用した研究などの
振興と研究人材育成を通じて推進し，現在の医療が直面する諸課題の解決
に貢献する」ことである。

　日本臨床疫学会は，年次学術集会などを通じて，臨床研究者が切磋琢磨
する場や，研究成果を顕彰する場も提供する。「臨床疫学専門家」制度の実
施，専門家認定講習などを通して，研究人材の育成を図っている。

第2章 Fool-proof English の表現技術

Fool-proof English の鉄則

[鉄則 6] ▶Fool-proof English（誤りのない無難な英語）の表現技術を身につける。

[鉄則 7] ▶冗長・曖昧な表現を徹底的に排除する。

[鉄則 8] ▶動詞を制する者，作文を制する。

[鉄則 9] ▶論文に頻出する形容詞・副詞を押さえる。

[鉄則 10] ▶文と文のつなぎ方を意識する。

1 簡潔な文章を書く

（1） Fool-proof English とは

英語を母国語としない研究者が英語論文を書くために持つべき最も重要な心得とは，fool-proof English（誤りのない無難な英語）に徹することである。fool-proof English を用いた文章とは，平易な単語のみを用いて，必要十分な情報を含み，うまく構成され，冗長さや曖昧さのない，簡潔な英文である。

科学論文の目的は科学を伝えることである。英語の能力で読者を感動させることではない。科学研究者は文学者ではないから，美辞麗句，修辞技巧を知らなくても困らない。native English speaker であろうと non-native であろうと，科学論文に elegant な表現など使う必要は

ない。

　筆者はこれまで多くの若手研究者の論文執筆指導を手がけてきた。論文執筆の経験が浅い研究者が書く英文には，冗長な（redundant）表現，曖昧な（ambiguous）な表現が多い，とつくづく感じている。

　冗長な文章，曖昧な文章は，読み手の誤解を生む。その責任は書き手にある。文章を理解する責任を読み手に転嫁するような，独りよがりの文章を書くことはご法度だ。

（２）文章の贅肉をそぎ落とす

　論文は簡潔であればあるほど可読性が増し，メッセージはクリアになる。査読も通りやすくなる。多くの読者に最後まで読み通してもらえるようになる。

　簡潔な文章を書くとは，不要な言葉を削除し，必要な言葉を際立たせる作業である。できるだけ少ない言葉で表現する方法を探してみよう。文章を推敲するとき，その言葉は100％必要か，自問してみよう。100％必要でなければ，削除すべきだ。

１）重複ワードを避ける

　"Absolutely essential"という表現は不自然である。"essential"（肝要）という単語には absolutely のニュアンスが既に入っている。つまり essential＝absolutely important なのである。同じような事例とその訂正例を示す。

（実　例）		（訂正例）
completely full	→	full
serious crisis	→	crisis

merge together	→	merge
adequate enough	→	adequate
definitely proved	→	proved
totally eliminate	→	eliminate

２）動詞の名詞形を用いた冗長表現を避ける

① Examination of the blood samples was accomplished.

② Separation of the antibodies from the serum was performed.

③ Log transformation of the non-normal data was achieved.

　動詞の名詞形を主語に添えると格調高い文章になる，という考えは誤りである。上の文章中，accomplish, perform, achieve がほとんど意味を伴っていない redundant words である。fool-proof English を使って，次のように書き直そう。

① → The blood samples were examined.

② → The antibodies were separated from the serum.

③ → The non-normal data was log-transformed.

３）冗長・曖昧表現を排除する

　読者は，一つの文章の中で互いに関連する語句が並置されていることを期待する。主語と動詞をなるべく前に持ってくる。主語と動詞の間をなるべく離さない。否定語もできるだけ前に持ってくる。

　読者を論理的な思考の流れに導いていくように，文章内の単語を配置しなければならない。思考の中断を引き起こすような無駄な語句の挿入は避けなければならない。

＜例1＞

"Physicians are considered to be under obligation not to forget ethical issues."

Elegant に書こうとして redundant になっている例である。まず 'considered to be' が不要である。次に，'under obligation' が分かりにくい表現である。fool-proof English で書けば，次のようにすっきりする。

→ Physicians must not forget ethical issues.

 「種の起源」の駄文

チャールズ・ダーウィン（1809-1882）は，「進化論」で有名なイギリスの自然科学者である。歴史に残る名著 "On the Origin of Species（種の起源）" は 1859 年に出版された。

同著はかなり読みにくい。緒言に書かれてある，以下の一文を紹介しよう。

"When we reflect on the vast diversity of the plants and animals which have been cultivated, and have varied during all ages under the most different climates and treatments, I think we are driven to conclude that this greater variability is simply due to our domestic productions having been raised under conditions of life not so uniform as, and somewhat different from, those to which the parent-species have been exposed under nature."

1 文で 72 words である。簡単に書けば何でもない話を，わざわざ難しげに

<例2>

"Intracardiac echocardiography is one of the many arsenals at our disposal which could enhance ventricular tachycardia ablation procedures."

　悪文の典型である。'arsenal' など，奇をてらった表現は何の役にも立たない。付加価値のない不必要な語句によって，読者の時間が浪費されてしまう。'one of the many arsenals at our disposal' はなくてもよい。

　→ Intracardiac echocardiography could enhance ventricular

もったいぶって書くのが，当時の論文の書き方であった。可読性(readability)を重視する現代のアカデミック・ライティングのスタンダードに敢えて照らせば，究極の駄文である。
　さて，論文では冗長な文章を書いていたダーウィンであったが，論文を離れれば，短文の明快な格言をいくつも残している。

"A scientific man ought to have no wishes, no affections, —a mere heart of stone."

「科学者は期待や愛着を抱くべきでない。持つべきは石の心である」

"A man who dares to waste one hour of time has not discovered the value of life."

「1時間をあっさり浪費する人間は，人生の価値を見出していない」

17

tachycardia ablation procedures.

＜例3＞

"In the case of pancreaticoduodenectomy, we found that as far as hospital volume was concerned, it was obvious that high-volume hospitals had low mortality, whereas low-volume hospitals had high mortality within 30 days after pancreaticoduodenectomy, which was the most notable finding."

信じがたいほど冗長な文章である。'In the case of pancreaticoduo-denectomy,' は不要であるし，その次の 'we found that as far as hospital volume was concerned,' も要らない。'it was obvious that' は強調表現のつもりであろうが，なくても問題ない。high, low, low, high という単語の繰り返しが分かりづらい。最後の 'which was the most notable finding' の 'which' の先行詞が不明である。

→ Most notably, hospital volume was inversely associated with 30-day mortality after pancreaticoduodenectomy.

41 words が 12 words に削ぎ落とされた。Simple is best である。

1文中の単語数はなるべく少なくすべきである。一般に，20 words を超えると急激に読みにくくなる。平易な文章であっても一読して理解できる読者の割合は，20 words だと約80％，25 words だと約60％，30 words だと約40％，40 words だと 20％以下という（Bolsky MI et al. Better scientific and technical writing. New Jersey：Prentice Hall；1988）。

一方で，5 words 程度のごく短い文章をいくつも並べるのは良くない。ごく短い文章は，読者の関心を引きつけるためにはよい。しかし，それを用いる頻度はなるべく抑えた方がよい。

2 ▶ 文法上の注意事項

（1） 短縮形は不可

下記のようなアポストロフィーを用いた短縮形を，論文で用いてはならない。書き言葉ではなく，話し言葉だからである。

"I'm"，"We're"，"It's"，"There's"，"What's"，"Who's"，"We've"，"We'd"，"We'll"，"isn't"，aren't"，wasn't"，"weren't"，"don't"，"doesn't"，"didn't"，"can't"，"won't"

（2） 不用意に受動態を使わない

論文は基本的に能動態で書く方がよい。受動態より能動態の方が，少ない単語数で簡潔に書ける。Methods や Results で，主語が we（または the authors）であることが明らかである場合は，受動態を用いてもよい。この場合，by us や by the authors は省く。

＜例＞

"It is considered that X is superior to Y in the treatment of A."

この文章は曖昧である。consider の主語が分からない。この文章を

19

書いた若手研究者に問いただしたところ，「（本研究の結果から）Ａの治療において，ＸはＹよりも優れていると考えられる。」という日本語を訳したもので，considerの主語はweのつもりであったとのこと。

しかし，「we（我々）」が本研究結果に基づいて，that以下のことを「consider」しているのならば，現在形は不自然である。科学論文で現在形は「普遍の真理」を表すことがある。つまり，considerの主語はthey（世の中の人々一般）であって，that以下の内容は既に人口に膾炙した普遍の真理である，かのようにも受け取られる。つまり，「Ａの治療において，ＸはＹよりも優れている，と一般に考えられている」という意味に取られる恐れがある。

このような曖昧な文章1つが，せっかく努力して行った研究そのものをspoilしてしまうかもしれない。しかし，以下のように書き直せば問題ない。

→ The present study showed that X was superior to Y in the treatment of A.

（3） 不用意に分詞構文を使わない

分詞構文とは，時・理由・条件などを表す従属節を含む重文を，分詞を用いて単文にまとめる構文である。接続詞（and, but, or, because, though など）を取り除き，従属節の動詞を分詞に変換する。分詞の主語は，主節の主語と一致していることが原則である。

＜例＞

"Using the XXX Database, we identified 9388 patients."

この文章を，重文を用いて書き換えると以下のようになる。

→ We used the XXX Database, and identified 9388 patients.

上記の例のように，'using…' を用いた分詞構文はよく使われる。use の主体が we であることは明白である。

以下の文章のような，不用意な分詞構文は避けた方がよい。

＜例＞
"Considering the benefits and risks, chemotherapy plus radiotherapy with lobectomy is an option for patients with stage ⅢA non-small-cell lung cancer."

Consider の主体が分からない。chemotherapy plus radiotherapy ではあるまい。おそらく we であろう。しかし patients が主体であると考えられなくもない。'Considering the benefits and risks,' のフレーズは付加価値がなく削除してもよい。

（４）関係代名詞の使い方にも注意

１）制限用法と非制限用法
下記の２つの英文の意味は大きく異なる。

① Japanese researchers who are poor at writing English should read this book.

② Japanese researchers, who are poor at writing English, should read this book.

　①は制限用法（または限定用法），②は非制限用法（または継続用法）といわれる。

　①の場合，関係代名詞 who に導かれる節は，先行詞の researchers を限定的に修飾している。つまり「英語を書くことが苦手な（一部の）日本の研究者は，この本を読むべきだ」という意味になる。

　②の場合，先行詞について補足説明している。つまり「（すべての）日本の研究者は英語を書くことが苦手であり，この本を読むべきだ」という意味になる。

２）関係代名詞の良くない使い方

　先行詞と関係代名詞の間に語句を挿入すると，意味が取りづらくなりがちである。先行詞は関係代名詞の直前に置くようにする。

　直前の文章全体が先行詞となっているような関係代名詞の使い方も良くない。文意を取りづらくなる。そのような場合は２文に分けるべきである。

＜例＞

I found some material from the article that I believed clinicians might be interested in.

　that の先行詞は "material" である。しかし "from the article" が挿入されているため，that の先行詞が "article" と間違えられてしまうかもしれない。

（5）時制に注意する

記述内容	時制	例文
確立された知識,普遍の真理	現在形	Malignant hyperthermia <u>is</u> a rare but life-threatening condition, ……
方法・結果の記述	過去形	We <u>identified</u> 10,912 patients who developed ……
文中での図表の参照	現在形	Table 1 <u>shows</u> that ……
先行研究の引用	過去形	A previous study <u>showed</u> that ……
結果から導かれる解釈	現在形	The results <u>indicate</u> that ……

　確立された知識，普遍の真理は現在形で書く。文中での図表の参照や，結果から導かれる解釈も現在形で書く。それ以外は基本的に過去形で書くことが原則である。特に Methods と Results はすべて過去形で書く。

（6）記述の確からしさの程度を明らかにする

　断定すべきは断定する。推測・推量が入る場合，適切な動詞・助動詞・形容詞・副詞を用いて，記述の確からしさの程度を明らかにする必要がある。

　形容詞（副詞）では，確からしさの大きさの順に definite（ly）＞ certain（ly）＞ probable（probably）＞ possible（possibly）となる。possible は確からしさがかなり低い点に注意しよう。「可能性を否定できない」程度の確からしさである。

　助動詞では，must ＞ can ＞ may ＞ could ＞ might の順である。might（ひょっとしたら〜かもしれない）の多用は避けた方が無難である。"Mt. Fuji might explode." と言えるように，might は very unlikely であることを示す表現である。自分の主張に might を用いると，控えめというよりも，非常に自信なさげな印象を与えてしまう。特に論文の Conclusion において，might は NG ワードである。

3 ▶ 和英翻訳禁止

（1）日本語原稿を用意すべからず

　まず日本語の原稿を書いてそれを英訳するという方法は，一切やめておいた方がよい。なぜなら，そのような方法で書かれた英文原稿は，

コラム❸　The Tale of Genji

　紫式部の『源氏物語』は，平安時代の貴族社会が描かれた長編小説である。英語に翻訳されており，英語タイトルは "The Tale of Genji" である。
　日本語の現代文の英訳ですら困難であるのに，古文を翻訳するなど，訓練を積んだ翻訳家にしかできない離れ業である。その一端を紹介しよう。

　源氏物語の主人公である光源氏の母，桐壺更衣は，帝の寵愛を独り占めにしていた。そのために周囲の反感の受け，様々な嫌がらせにあい，それ故の心労で病気がちになり，若くして亡くなる。更衣の母である北の方は深い悲嘆にくれる。帝は，ある秋の夜，女官である靫負命婦を北の方の元に遣わす。靫負命婦が北の方に宛てて詠んだ句が，以下である。

「鈴虫の　声の限りを　尽くしても　長き夜あかず　ふる涙かな」
（更衣さまを思えば涙がとめどなくあふれ，鈴虫が羽を振るわせて鳴くように終夜泣き明かしても，涙は尽きない）

　古文の表現技巧がちりばめられている。「あかず」は，夜が「明かず」と，涙が「飽かず」の掛詞である。「ふる」は，涙が「降る」と，鈴虫が羽を「振る」の掛詞。鈴虫の「鈴」と「振る」が縁語である。

冗長・曖昧な表現が多く含まれ，ときに意味不明となることがあるからだ。

　しかも始末の悪いことに，和英翻訳された意味不明な英文を理解できるのは，元の日本語原稿の内容を知っている本人だけである。内容を知っているからこそ，読み手に伝わらない英語になっていることに気がつかないのである。和英翻訳された原稿を native speaker の English editor に check を依頼すると，しばしば，"meaning unclear." という返事が返ってくる。

　言語構造の全く異なる日本語と英語の意味を一致させて対訳することは，プロフェッショナルの翻訳家・通訳者でない限り，困難な作業である。

　さて，アメリカ人の日本文学者であり，源氏物語の最初の翻訳者である Arthur Waley による，この句の翻訳が以下である。

"Ceaseless as the interminable voices of the bell-cricket, all night till dawn my tears flow."

　言語構造の違いはいかんともしがたく，古文の表現技巧を英訳に反映させることは不可能だ。それでもこの訳は，言葉選びや文の調子，いずれをとっても名訳といってもいいだろう。

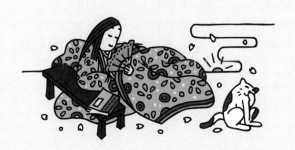

（2） 翻訳ソフト，百害あって一利なし

　英文医学論文の執筆力を磨きたい人にとって，翻訳ソフトは百害あって一利なしである。近年，英和・和英翻訳ソフトの性能は，昔に比べればずいぶん向上しているそうである。しかし，翻訳ソフトを使っている人は，いつまでたっても英作文力を養うことができない。なぜなら，英語で考える・書くことを放棄してしまっているからだ。

　同様に，日本語原稿を翻訳業者に依頼して和英翻訳してもらうこと

 「生兵法は大怪我のもと」の英訳

　2017 年に京都大学の英語の入試問題で，「生兵法は大怪我のもと……」という日本語を英語に翻訳せよ，という出題があった。「生兵法は大怪我のもと」とは，何かを行うにあたって，生半可な知識に頼っていると大失敗をする，といった意味である。

　ちなみに某受験予備校の模範解答では，"A little knowledge is a dangerous thing." という訳をつけていた。この表現は，英語の成句 (proverb) としてあるようである。

　ある有名な翻訳ソフトに「生兵法は大怪我のもと」と打ち込んで和英翻訳させると，"A little learning is a dangerous thing." と訳された。別の翻訳ソフトで「生兵法は大怪我のもと」と入力すると，出力結果が "The law of life is a source of serious injuries." であった。「生兵法」の「生」を life，「法」を law と訳しているようだが，「兵」はどこにいったのだ？

　上の出力結果を back translation（逆翻訳）してみたところ，「生命の法則は重大な傷害の原因です」となった。「生兵法」→ "The law of life" → 「生命の法則」，うーむ，開いた口が塞がらぬ。

　さて何が言いたいかというと，汎用される翻訳ソフトの実力は，今のところ玉石混交のようである。

も勧められない。医学に関わる日本語・英語両方に精通する翻訳家は少ない。臨床医学の領域が専門分化すればするほど，各領域の日本語・英語両方を知っている者は，まさにその領域の専門家しかいないのである。

（3）英文校正の必要性

英文校正（native check）は必須である。non-native speaker がいくら英語を勉強しても，英語の言葉の「あや」はなかなか体得できない。"Grammatically correct, but never said." と native checker に指摘されることもよくある。native checker は言葉の「あや」を修正できる。

しかし，意味不明の英文を校正依頼すると，native checker も困って，"The sentence could not be understood. Please clarify." といったコメントを返してくる。native checker が author の意図とは異なる修正を施してしまうこともよくある。native checker と円滑に意思疎通するには，fool-proof English に徹し，シンプルで読みやすい文章に仕上げることが重要である。

そもそも，native check 自体に限界があることに留意しよう。native check によって研究内容自体がグレード・アップするわけではない。校正会社が，論文の内容にまで突っ込んで rewrite すると謳っていても，実際のところそこまではあまり期待できない。

医学論文の native checker は海外の医師や医学研究者であることが多い。しかし，native checker が author の専門領域の医学的知識を豊富に備えているわけではない。通常，native check の費用は1本の full paper あたり3〜5万円，発注から納品まで約1週間である。その程度の報酬と時間でできることは限られている。

動詞を制する者，作文を制す

　科学論文執筆においては，動詞の使い方が極めて重要である。本項
では，論文に頻出する動詞約60個を解説する。これらを使いこなすこ
とにより，簡潔で分かりやすい文章を書くことができる。動詞の意味
の解説は，Longman 現代英英辞典または Merriam-Webster Diction-
ary からの引用である。

(1) accompany

to happen or exist at the same time as something else「～を伴
う，～に付随する」

＜例＞

Most of these events were not accompanied by clinical signs or
symptoms.

(2) account for

（ⅰ）to form a particular amount or part of something「～を占め
　　　る」

＜例＞

US health care spending has continued to increase and now
accounts for 18% of the US economy.

（ⅱ）to be the reason why something happens「～を説明する」
　　　【類語】explain

＜例＞

Marginal structural survival methods were used to account for the potential bias due to changes in health status.

(3) achieve

to successfully complete something or get a good result, especially
by working hard「〜を達成する」

＜例＞

WHO recommends that populations consume less than 2 g/day
sodium as a preventive measure against cardiovascular disease,
but this target has not been <u>achieved</u> in any country.

(4) address

to start trying to solve a problem/question/issue「〜に取り組む，
対処する」

＜例＞

The development of targeted approaches to <u>address</u> this burden
has been hampered by a paucity of comprehensive, fine-scale esti-
mates of diarrhea-related disease and death among and within
countries.

(5) affect

to do something that produces an effect or change in something or
in someone's situation「〜に影響する」【類語】influence

＜例＞

International time trends in asthma mortality have been strongly
<u>affected</u> by changes in management and in particular drug treat-
ments.

(6) allow

to make it possible for something to happen or for someone to do something, especially something helpful or useful「～を可能にする」【類語】enable, permit

＜例＞

There was no difference in the incidence of heterotopic ossification between non-selective and selective NSAIDs, <u>allowing</u> physicians to choose either based on the clinical scenario and patient-specific factors.

(7) assess

to make a judgment about a person or situation after thinking carefully about it「～を評価する」【類語】evaluate, measure

＜例＞

Outcomes were <u>assessed</u> for patients who were discharged or had died at the study end point.

(8) assume

to think that something is true, although you do not have definite proof「～を仮定する，（確証はないもののそうだと）想定する」
【類語】presume

＜例＞

We <u>assumed</u> no heart failure for patients aged 15 years or younger.

(9) be associated with

to be related to a particular subject, activity etc.「～と関連がある」

<例>

The early onset of obesity is associated with the emergence of related complications, including metabolic and cardiovascular disorders, even in childhood.

(10) be attributed to

be likely to have been caused by something「～に起因する」

【類語】be attributable to

<例>

These injuries were attributed to falls.

(11) benefit

if you benefit from something, or it benefits you, it gives you an advantage, improves your life, or helps you in some way

benefit from～「～から恩恵を受ける，利益を得る」

benefit（他動詞）「恩恵・利益を与える」

<例>

Medications are prescribed to less than 9% of patients who are likely to benefit from them.

(12) characterize

to describe the qualities of someone or something in a particular way「～を特徴づける」

<例>

Septic shock is characterized by dysregulation of the host response to infection, with circulatory, cellular, and metabolic abnormalities.

（13） contribute to

to help to make something happen「〜を招く，〜の原因となっている」

＜例＞

Alcohol <u>contributes to</u> 100,000 deaths a year in the US.

（14） clarify

to make something clearer or easier to understand「〜を明らかにする」【類語】elucidate

＜例＞

We aimed to further <u>clarify</u> the epidemiological and clinical characteristics of 2019-nCoV pneumonia.

（15） demonstrate

to show or prove something clearly「〜をはっきり示す，論証する」【類語】show, present, exhibit, illustrate, illuminate, reveal

＜例＞

Randomized clinical trials of treatment for obstructive sleep apnea have not <u>demonstrated</u> significant benefit on rates of cardiovascular or cerebrovascular events.

（16） denote

to represent or be a sign of something「〜を表示する，意味する」

＜例＞

After five years, the change in the glomerular filtration rate was -17.5 ml per minute per 1.73 m^2 (where the minus sign <u>denotes</u> a decrement) in the telmisartan-treated subject.

(17) depict

to describe something or someone in writing or speech, or to show them in a painting, picture etc.「～を描写する，叙述する」

＜例＞

Screening ultrasound may depict small, node-negative breast cancers not seen on mammography.

(18) describe

to say what something or someone is like by giving details about them「～を記述する」

＜例＞

The present study aimed to describe the clinical characteristics and outcomes of patients with COVID-19 hospitalized in a US health care system.

(19) determine

to find out the facts about something「～を特定する」

＜例＞

We determined prevalence and mortality risk for unrecognized myocardial infarction detected by cardiac magnetic resonance imaging among older individuals.

(20) develop

if you develop a disease or illness, or if it develops, you start to have it「～を合併する」

＜例＞

About 1 in 5 men who undergo radical prostatectomy develop

long-term urinary incontinence, and 2 in 3 men will experience long-term erectile dysfunction.

(21) elucidate

to explain something that is difficult to understand by providing more information「〜を明らかにする」【類語】clarify

＜例＞

The factors driving this rapid increase have not been fully <u>elucidated</u>.

(22) enable

to make it possible for someone to do something, or for something to happen「〜を可能にする」【類語】allow, permit

＜例＞

Intensity modulated radiation therapy <u>enables</u> radiation oncologists to precisely target and attack cancerous tumors.

(23) estimate

to try to judge the value, size, speed, cost etc. of something, without calculating it exactly「〜を推計する」

＜例＞

We <u>estimated</u> the instantaneous reproduction number of COVID-19 in China.

(24) examine

to look at something carefully and thoroughly because you want to find out more about it「〜を調査する，検査する」

【類語】investigate, scrutinize

<例>

Most of the studies <u>examined</u> lacked inclusion of socioeconomic features, failed to calibrate the models, neglected to conduct rigorous diagnostic testing, and did not discuss clinical impact.

(25) exhibit

to clearly show a particular quality, emotion, or ability「～を表す」

【類語】show, present, demonstrate, illustrate, illuminate, reveal

<例>

Participants <u>exhibited</u> no evidence of acute worsening of asthma symptoms, reversible airflow obstruction, or bronchial hyperresponsiveness.

(26) exemplify

to give an example of something「～を例示する，例証する」

<例>

This study <u>exemplifies</u> the benefit of educational initiatives in injury prevention and the need for comprehensive injury surveillance systems for evaluating injury prevention initiatives in sport.

(27) exert

to use your power, influence etc. in order to make something happen「～を発揮する」

<例>

Disulfiram, naltrexone and acamprosate <u>exert</u> clinically meaningful effects and their inclusion in clinical practice guidelines as first-line treatments for moderate to severe alcohol use disorder.

(28) exploit

to try to get as much as you can out of a situation, sometimes unfairly「～を利用する」

※「不当に利用する」というニュアンスで使われることもあるが，単に「利用する」という意味でも用いられる。

＜例＞

Mendelian randomisation exploits the fact that genotypes are randomly assigned at conception and thus not confounded by non-genetic factors.

(29) fail

to not do what is expected, needed, or wanted「～し損ねる」

＜例＞

Bivariate random-effects meta-analyses were used to calculate summary positive likelihood ratios across studies or univariate random-effects models when bivariate models failed to converge.

(30) highlight

to make a problem or subject easy to notice so that people pay attention to it「～を強調する」【類語】emphasize, stress, underline, underscore

＜例＞

These data highlight the need for research into prevention of inflammatory bowel disease and innovations in health-care systems to manage this complex and costly disease.

(31) hypothesize

to suggest a possible explanation that has not yet been proved to be true「～という仮説を立てる」

＜例＞

We hypothesized that semaglutide would be noninferior to placebo for the primary outcome.

(32) identify

to recognize and correctly name someone or something「～を同定する，特定する」

＜例＞

After identification of a case of Covid-19 in a skilled nursing facility, we assessed transmission and evaluated the adequacy of symptom-based screening to identify infections in residents.

(33) illustrate

to make the meaning of something clearer by giving examples「～を示す，説明する」【類語】show, demonstrate

＜例＞

We present three case reports of patients who died from e-cigarette, or vaping, product use-associated lung injury to illustrate the clinical characteristics common among such patients.

(34) be implicated in

to be shown to be its cause of something bad or harmful「（悪いこと）に関与する」

<例>

Shorter-term exposure at higher pollution levels has <u>been impli-cated in</u> causing excess deaths from ischaemic heart disease and exacerbations of COPD.

(35) imply

to suggest that something is true, without saying this directly 「～を暗示する，間接的に示す」【類語】suggest, indicate

<例>

The findings <u>imply</u> that maintaining normal weight across adulthood, especially preventing weight gain in early adulthood, is important for preventing premature deaths in later life.

(36) indicate

to show that a particular situation exists, or that something is likely to be true 「～を示す」【類語】suggest, imply

<例>

The present study <u>indicates</u> that our self-assessment risk score for diabetes could be an effective primary screening tool for the presence of NAFLD or NASH.

(37) induce

to cause a particular physical condition 「～を引き起こす」

<例>

Corneal endothelial cell disorders, such as Fuchs's endothelial corneal dystrophy, <u>induce</u> abnormal corneal hydration and result in corneal haziness and vision loss known as bullous keratopathy.

(38) involve

to include or affect someone or something「～を含む，巻き込む」
「～に影響する」

<例>

The pathogenesis of idiopathic nephrotic syndrome <u>involves</u> immune dysregulation, systemic circulating factors, or inherited structural abnormalities of the podocyte.

(39) lack

to not have something that you need, or not have enough of it
「～を欠く，不足する」

<例>

Data from large clinical trials are <u>lacking</u> to show either the efficacy or the risks associated with plasma transfusion in the pre-hospital setting.

(40) lead to

to cause something to happen or cause someone to do something
「結果的に～となる」【類語】result in

<例>

The early onset of obesity may <u>lead to</u> an increased risk of death in adulthood.

(41) manifest

to make evident or certain by showing or displaying「～を明らか にする，証明する」【類語】prove

<例>

Group Ⅱ <u>manifested</u> more complications in the early postoperative period ; however, this was not statistically significant (group Ⅰ vs. group Ⅱ ; P = 0.0725).

(42) mention

to talk or write about something or someone, usually quickly and without saying very much or giving details「～に言及する」

<例>

Women <u>mentioned</u> a variety of barriers, including their psychological, social, and religious beliefs as well as disease-related, health system-related, political, and financial factors.

(43) note

to notice or pay careful attention to something「～に注目する，注意する」

<例>

Suboptimal pain reduction in patients with gallstones and abdominal pain was <u>noted</u> with both usual care and following a restrictive strategy for selection for cholecystectomy.

(44) outline

to describe something in a general way, giving the main points but not the details「～を概説する」

<例>

Guidelines for use of prophylactic antibiotics in gynecologic procedures are <u>outlined</u> by the American Congress of Obstetricians and

Gynecologists.

(45) overview

to shortly describe a subject or situation that gives the main ideas without explaining all the details「～を概観する」

＜例＞

We <u>overviewed</u> cross-sectional data from 16 surveys for preschool children and from 10 surveys for nonpregnant women of reproductive age.

(46) pose

to exist in a way that may cause a problem, danger, difficulty etc.「（人に問題などを）持ち出す」

＜例＞

Infectious diseases are mostly preventable but still <u>pose</u> a public health threat in the United States.

(47) preclude

to prevent something or make something impossible「～を不可能にする，妨げる」【類語】prevent

＜例＞

The very early study termination <u>precludes</u> any definitive conclusions, and additional research may be warranted.

(48) result in

to make something happen「結果的に～を引き起こす」

【類語】lead to

<例>

In this trial, the use of coronary computed tomographic angiography in addition to standard care in patients with stable chest pain resulted in a significantly lower rate of death from coronary heart disease or nonfatal myocardial infarction at 5 years than standard care alone.

(49) result from

to proceed or arise as a consequence, effect, or conclusion 「～から生じる」

<例>

Many diseases result from poverty.

(50) reveal

to make known something that was previously secret or unknown 「～を示す，あらわにする」【類語】show, present, exhibit, demonstrate, illustrate, illuminate

<例>

Echocardiographic examinations revealed valve function within the normal physiological range in all patients during the trial and no signs of pulmonary arterial hypertension.

(51) serve

to be useful or helpful for a particular purpose or reason 「～に役に立つ」

<例>

These results should serve evidence-based practice and inform patients, physicians, guideline developers, and policy makers on the relative merits of the different antidepressants.

(52) suggest

to make someone think that a particular thing is true 「（客観的な事実から）〜であることを示唆する」【類語】imply, indicate

＜例＞

Consensus guidelines and systematic reviews have <u>suggested</u> that cemented fixation is more effective than uncemented fixation in hemiarthroplasty for displaced femoral neck fractures.

(53) undergo

If you undergo a change, an unpleasant experience etc., it happens to you or is done to you 「（検査・手術などを）受ける，（苦難に）耐える」【類語】receive

＜例＞

All patients <u>underwent</u> a whole-body 18F-FDG PET/MR imaging examination.

(54) underlie

to be the cause of something, or be the basic thing from which something develops 「〜の基礎となる」

＜例＞

Long-term immune activation by lysolipids may <u>underlie</u> both Gaucher's disease-associated gammopathies and some sporadic monoclonal gammopathies.

(55) underscore

to emphasize the fact that something is important or true「〜を強調する」【類語】emphasize, stress, highlight, underline

＜例＞

Amid progress in reducing global malaria burden, areas where incidence trends have plateaued or increased in the past 5 years underscore the fragility of hard-won gains against malaria.

(56) unveil

to show or tell people about a new product or plan for the first time「覆いを取り除く，明らかにする」

＜例＞

These findings link disordered ubiquitination to neurodegeneration and reproductive dysfunction and highlight the power of whole-exome sequencing in combination with functional studies to unveil genetic interactions that cause disease.

(57) warrant

to need or deserve「〜を必要とする」

※warrant には「保証する，請け合う」という意味があるものの，医学論文では need（必要とする）の意味で用いられることが多い。

＜例＞

Further research may be warranted.

(58) verify

to discover whether something is correct or true「（正しいことを）確かめる，実証する」

<例>

Further research is needed to <u>verify</u> these findings and determine their clinical importance. Customised peptide arrays verified a donor-specific alloimmune response to genetically predicted mismatched epitopes.

(59) **yield**

to produce a result, answer, or piece of information「〜をもたらす，引き起こす」

<例>

The median duration of follow-up was 4.8 years, which <u>yielded</u> 20,254 patient-years of follow-up.

5 論文に頻出する形容詞・副詞

(1) 論文では用いられない形容詞・副詞

論文では，以下のような感情表現を示す形容詞（およびその副詞形）を使うべきではない。

absolute, amazing, astonishing, astounding, enormous, exceptional, extraordinary, extravagant, extreme, fantastic, incredible, marvelous, lucky, outrageous, outstanding, surprising, terrible, tremendous, unbelievable, wonderful

Authorが単に抱いた感情に過ぎず，客観性を欠いているからだ。特

に Results においてこれらを用いるのは不適切である。Discussion で
これらの単語が使われているケースを少ないながら見受けられるもの
の，決して推奨されない。

（2）論文でよく使われる形容詞・副詞

1）有意な

"Significant" は本来「顕著な，明らかな」という意味である。しか
し，医学論文中では "statistically significant"（統計学的に有意な）と
いう意味でしか用いてはならない。

「顕著な，明らかな」という意味の形容詞は，clear, distinct, obvious,
evident, explicit など多数ある。

2）重要な

もっとも一般的な "important" の他にも，以下のような形容詞があ
る。カッコ内はロングマン現代英英辞典の解説の引用である。

- crucial（＝extremely important）
- essential（＝extremely important）
- imperative（＝extremely important and needing to be done or
  dealt with immediately）
- indispensable（＝so important or useful that it is impossible to
  manage without them）
- principal（＝most important）
- pivotal（＝more important than anything else in a situation, sys-
  tem etc.）

＜例＞

・There is growing interest in preconception health as a <u>crucial</u> period for influencing not only pregnancy outcomes, but also future maternal and child health.

・Preparedness is <u>essential</u> for malaria-endemic regions during the COVID-19 pandemic. Enrolment of patients into clinical trials that evaluate novel drugs and rational combination therapies is <u>imperative</u> to continuing this progress and further improving the outcomes of patients with acute myeloid leukaemia.

・Continuous worldwide surveillance of cancer survival should become an <u>indispensable</u> source of information for cancer patients and researcher.

・A high body mass index has become the <u>principal</u> risk factor for asthma.

・Between 2005 and 2012 the FDA approved 117 novel drugs for 123 indications on the basis of a single <u>pivotal</u> trial, <u>pivotal</u> trials that used surrogate markers of disease, or both (single surrogate trials).

3）未解明の，明らかでない

Unclear, uncertain, unknown, unsolved といった形容詞が頻用される。特に Introduction において，"…remain unclear（uncertain/unknown/unsolved）" という形で登場する。

同じような意味で，"…remain to be elucidated（explained/clarified/solved）"，"…is yet to be elucidated（explained/clarified/solved）" といった言い回しも多用される。

"Few studies have examined on…"，"Little is known about…"，

"Data have been lacking on…" などと言い換えることもできる。

4）相反する，対立する，論争の的である

　先行研究の結果が一致しない場合，conflicting results, contradicting results, mixed results といった表現が用いられる。そのためにまだ論争の的であることを，"…remain controversial" などと表現する。

5）矛盾しない，一致する

- compatible（＝able to exist or be used together without causing problems）「～と矛盾しない，互換できる」
- consistent（＝marked by agreement）「～と矛盾しない，一致する」
- comparable（＝capable of or suitable for comparison）「～と比較できる」

＜例＞

- A total of 66 patients had symptoms <u>compatible</u> with Zika virus infection before the onset of the Guillain-Barré syndrome.
- The baricitinib 4 mg dose significantly improved the signs and symptoms of active systemic lupus erythematosus in patients who were not adequately controlled despite standard of care therapy, with a safety profile <u>consistent</u> with previous studies of baricitinib.
- The independent association between socioeconomic status and physical functioning in old age is <u>comparable</u> in strength and consistency with those for established non-communicable disease risk factors.

6）同様の

- similar（＝almost the same）「同様の」
- analogous（＝similar to another situation or thing so that a comparison can be made）「類似した，相似した」
- identical（＝exactly the same, or very similar）「全く等しい」

＜例＞

- The greatest concern for public health experts is whether COVID-19 will become a pandemic, with sustained year-round transmission, similar to influenza.
- Right hemisphere overactivation merely reflects a compensatory mechanism, analogous to right hemisphere activation in aphasia.
- Participants were randomly assigned to receive aspirin or placebo tablets of identical appearance.

7）同時に起こる

- concomitant（＝existing or happening together, especially as a result of something）「～付随する，同時に起こる」
- concurrent（＝existing or happening at the same time）「同時に起こる」
- coincident（＝existing or happening at the same place or time）「同じ場所・時間に起こる」

＜例＞

- Giving anticoagulants to older people with concomitant atrial fibrillation and chronic kidney disease was associated with an increased rate of ischaemic stroke and haemorrhage.

・Sepsis was identified using clinical indicators of presumed infection and <u>concurrent</u> acute organ dysfunction.

・Ciprofloxacin resistance among gram-negative bacilli has occurred <u>coincident</u> with increased use of fluoroquinolones.

8）影響を受けやすい

・susceptible（＝likely to suffer from a particular illness or be affected by a particular problem）「感受性の強い，影響を受けやすい」

・vulnerable（＝be easily harmed or hurt）「害を受けやすい，攻撃されやすい」

＜例＞

・We hypothesized that tumors with a large number of somatic mutations due to mismatch-repair defects may be <u>susceptible</u> to immune checkpoint blockade.

・Patients undergoing cardiac surgery may be especially <u>vulnerable</u> to the adverse effects of transfusion.

（3）単語をハイフンでつないで形容詞的に使う

下記のように，複数の単語をハイフンでつないで，形容詞的に用いることができる。

・a man aged 75 years old → a 75-year-old man
・patients aged 50 to 59 years old → 50-to-59-year-old patients
・mortality within 30 days → 30-day mortality

- nausea induced by chemotherapy → chemotherapy-induced nausea
- pneumonia associated with ventilation → ventilation-associated pneumonia
- hemorrhage related to the use of heparin → heparin-related hemorrhage
- nurses who are well trained → well-trained nurses
- the group with high risks → the high-risk group
- symptoms like common cold → common-cold-like symptoms

ハイフンでつながれた単語は 1 語扱いである。

Word count 制限語数内に Abstract をまとめることはしばしば困難な作業となる。単語数を削りに削っても，あと数単語オーバーしてしまうことは少なくない。そんなときに，ハイフンを用いた単語数節約術が役に立つかもしれない。

6 ▶ 文と文のつなぎ方

（1）順接

1）and, so

文頭に And を置くことは誤りではないものの，論文にはふさわしくない。文と文をつなぐ and（…, and …）は一般によく用いられる。

so は口語的なので，文頭（So, …）でも文中でも（…, so …）でも，論文では用いない方がよい。

2）therefore

　中学校の数学で，∴（ゆえに）という数学記号を使ったことを覚えておいでだろうか？　文頭の "Therefore, …" は，まさにこの "∴" に相当する，最後の最後，一番重要な結論のために取っておくべき表現である。1つの論文中に，文頭の "Therefore, …" をやたら用いるべきではない。

　文頭ではなく，"…, and therefore …"，"We therefore …" のように，文中で therefore を使えばかなり柔らかい表現になる。

3）thereby

　thereby は文頭で用いられることはなく，"thereby 〜ing" の形で，完全文の後にカンマで区切った直後に出現し，動名詞句を導くことが多い。

　意味は「ある状況や行為によって〜の状態になる」という感じである。

＜例＞

Delaying renal replacement therapy initiation, with close patient monitoring, might lead to a reduced use of renal replacement therapy, <u>thereby</u> saving health resources.

4）thus

　「そういうわけで，したがって」といった意味で，therefore とも thereby とも微妙に異なる。文頭に "Thus, …" を持ってくることもある。"…, and thus …" というように文中にも使える。thereby と同様 "(完全文), thus 〜ing …" という使い方もある。

<例＞

Off-pump CABG was associated with lower rates of early strokes but with similar rates of delayed stroke. The mechanisms of stroke after on- and off-pump surgery may <u>thus</u> be slightly different.

5）hence

「そのため，それゆえ」といった意味であり，文頭に用いられることが多い。

<例＞

This is the first study showing high level evidence for mesh repair in patients with small hernias of diameter 1-4 cm. <u>Hence</u> we suggest mesh repair should be used for operations on all patients with an umbilical hernia of this size.

6）accordingly

「それに応じて」という意味である。筆者は，「したがって」という意味で文頭にこの単語を使い，English editor に訂正されたことがたびたびあった。文頭の「したがって，…」を "Accordingly, …" と変換するのはやめておいた方がよさそうだ。以下のように文中で使うことは問題ない。

<例＞

We have responded to the reviewers' comments in a point-by-point fashion and revised the manuscript <u>accordingly</u>.

（2） 逆説

1） but, however

文頭に But を置くことは誤りではないものの，論文にはふさわしくない。文と文をつなぐ but（…, but …）は一般によく用いられる。

文頭に "However, …" を置いてもよい。文中に "…, however, …" を挿入してもよい。

2） on the contrary, in contrast

「それに対して，逆に」

<例>

High-risk students in the experimental group were neither more suicidal nor distressed than high-risk youth in the control group. On the contrary, depressed students and previous suicide attempters in the experimental group appeared less distressed and suicidal, respectively, than high-risk control students.

3） nevertheless, nonetheless

「にもかかわらず」

<例>

Rituximab plus chemotherapy has been shown to be effective in patients with advanced-stage, previously untreated follicular lymphoma. Nevertheless, most patients will have a relapse.

（3）対比

1）likewise, similarly
「同様に」

＜例＞

Quetiapine had the largest effect on Hamilton Anxiety Scale Score but it was poorly tolerated when compared with placebo. <u>Likewise</u>, paroxetine and benzodiazepines were effective but also poorly tolerated when compared with placebo.

2）unlike, contrary to
「～と異なり」

＜例＞

・<u>Unlike</u> Brazil, China, and Mexico, communicable diseases still account for nearly half of deaths in India in children aged 5-14 years.

・<u>Contrary to</u> the existing literature, this trial found no difference in functional outcome in patients with dorsally displaced fractures of the distal radius treated with Kirschner wires or volar locking plates.

3）while, whereas
「一方」

<例>

Low carbohydrate diets had less effect than low fat diets and moderate macronutrient diets on reduction in LDL cholesterol but an increase in HDL cholesterol, <u>whereas</u> low fat and moderate macronutrient did not.

（4）　理由

「なぜなら」は because, since, as, for などがある。

Fool-proof English において使用を推奨されるのは"because"だけである。"since"には「〜以来」という意味もあって紛らわしい。接続詞の"as", "for" も避けた方がよいだろう。

on the grounds that／based on the fact that／due to the fact that／for the reason that は，"because"とほぼ同義である。一語で言えるものをわざわざ複数語で言い表さなくてもよい。

（5）　例示

「例えば」に当たる表現は，"for example", "for instance" である。ラテン語の e.g. は用いない方がよい。

「特に，…」に相当する英語は"In particular, …"である。"Especially, …"のように，文頭に especially を持ってきてカンマで区切る表現は誤りである。

Especially を文頭ではなく文中で，especially in…や especially for…，especially when… という表現で用いるのはよい。

（6）セミコロンとコロンの使い方

コロン（：）は前後の内容がイコールの関係になっている。the following の後や as follows の後に続けて用いられることもある。

＜例＞

・The exclusion criteria were as follows：（ⅰ）age younger than 20 years old and（ⅱ）length of stay more than 180 days.

・The following patients were excluded：（ⅰ）those aged younger than 20 years old and（ⅱ）those with length of stay of more than 180 days.

セミコロン（；）の後に続く文は，前の文の補足説明となる。しかし，現代の英語では，セミコロンはあまり使われなくなっている。セミコロンの代わりにピリオドを使って，2つの文章に区切っても，読者の理解に何も変更をもたらさないからである。

＜例＞

・Clinical trials of extracorporeal life support for acute respiratory failure in adults failed to demonstrate benefit ; nonetheless, technological improvements in extracorporeal support made it safer to use.

・Clinical trials of extracorporeal life support for acute respiratory failure in adults failed to demonstrate benefit. Nonetheless, technological improvements in extracorporeal support made it safer to use.

セミコロンには，単語やフレーズを区切って並列するという，もう一つの用法がある。区切る力はカンマ（,）よりも強く，ピリオド（.）よりも弱い。

次の文章は，or や and や including が錯綜していて実に分かりにくい。

Primary clinical outcomes included postoperative complications including surgical site infection, peritonitis or intraabdominal abscess, sepsis, respiratory complications including pneumonia, post-procedural respiratory disorders and respiratory failure, pulmonary embolism, cardiac events including acute coronary events and heart failure, stroke including cerebral infarction and hemorrhage, acute renal failure, and urinary tract infection.

次のように，コロン（:）とセミコロン（;）とカンマ（,）を使い分ければ，見違えるほど読みやすくなる。セミコロンとセミコロンの間が1つのまとまりである。

Primary clinical outcomes were postoperative complications including : surgical site infection ; peritonitis or intraabdominal abscess ; sepsis ; respiratory complications including pneumonia, post-procedural respiratory disorders and respiratory failure ; pulmonary embolism ; cardiac events including acute coronary events and heart failure ; stroke including cerebral infarction and hemorrhage ; acute renal failure ; and urinary tract infection.

（7）ラテン語の乱用不可

　医学英語論文の中に時折，ラテン語を見かける。論文を読むための
素養としては，知っておいて損はないだろう。しかし多くは，他の英
語表現で言い換えられたり，わざわざ使わなくてもよかったりする。
自分が英語論文を書くときには乱用しない方がよい。

　積極的に使うべきラテン語は，Reference に用いる *et al.* ぐらいで
ある。実験系の論文では，*in situ, in vitro, in vivo* あたりは使っても
よかろう。臨床系・疫学系論文で，*ad hoc* analysis, *post hoc* compari-
son という表現は使ってもよい。

- *ad hoc*　暫定の，臨時の
- *a priori*　先験的
- *de facto*　事実上の
- *et al.*　他（＝and others）
- *ex ante*　事前的
- *i.e.*　すなわち（＝that is）
- *in vivo*　生体内の
- *quasi*　準
- *post hoc*　事後の
- *a posteriori*　後天的
- *e.g.*　例えば（＝for example）
- *etc.*　など（＝and so on）
- *ex post*　事後的
- *in situ*　その場所で
- *in vitro*　試験管内の
- *vice versa*　その逆も同様
- *per capita*　一人あたり（＝per person）
- *per diem*　一日あたり（＝per day）
- *per annum*　一年あたり（＝per year）
- *per se*　それ自体（＝by itself）
- *a fortiori*　より強い理由で（＝with the stronger reason）
- *ceteris paribus*　他の条件が一定ならば（＝other things being equal）

ライフサイエンス辞書（https://lsd-project.jp/）のコーパス検索は，英作文のツールとして有用である。

例えば，「〜についての情報」は information on／information about／information of，いずれがよく使われる表現であろうか？　上記のライフサイエンス辞書にアクセスし，「コーパス」のタグをクリックし，検索語に information と入力し，「検索」ボタンをクリックしてみよう。

PubMed の Abstract のデータベース中に"information"という単語が用いられた文章のおびただしいリストが表示される。さらに「集計値を見る」をクリックすると以下のような検索結果が得られる。

"information"の1語後に続く単語は，about が最も多く，次に on である。information of という表現はあまり使われないことがわかる。

コーパス検索結果(共起頻度の集計)

| 2語前でソート | 1語前でソート | 1語後でソート | 2語後でソート |

検索語: information　　ヒット件数: 300

一般的な頻出語を「文章内」のリストから除外しています

2語前		1語前		1語後		2語後		文章内	
and	20	of	26	about	30	the	38	about	36
of	20	this	10	on	27	in	14	information	32
to	11	the	10	in	18	from	8	data	29
provide	10	additional	5	from	15	be	6	based	29
the	9	important	4	to	14	to	5	provide	29
that	7	little	4	processing	13	a	5	used	22
provides	5	sensory	4	for	9	can	5	processing	19

Introduction の書き方

Introduction の鉄則
[鉄則 11] ▶Introductionは4パラグラフ構成を基本とする。
[鉄則 12] ▶各パラグラフに意識的に key sentence を挿入する。
[鉄則 13] ▶冗長な先行文献解説を排除する。
[鉄則 14] ▶末尾の研究目的に向かって，一直線に論理展開する。

1 ▶ 論理と構成

　論理（logic）とは，論文の概念（concept）を明瞭で矛盾のないものにするための思考過程であり，研究を行う合理的根拠（rationale），研究そのものの原理，研究結果に基づく考察などすべてを含む。論文の各パーツは，論理によってつなげられ，相互に関連する。

　構成（structure）とは，論文を形作る各部分の構造と組み立て方である。論文の本文（main texts）に含まれる各パーツ（Introduction, Methods, Results, and Discussion, IMRAD）を，節（section）という。各節はいくつかのパラグラフ（paragraph）を含む。パラグラフは1つの話題（topic）を説明するために組み立てられた複数の文章の最小単位である。

　1つのパラグラフには，1つのトピックのみを含めるべきである

(one paragraph, one topic.)。読者はパラグラフ単位で文章を理解しようと試みるものである。1つのパラグラフに2つ以上のトピックがあると，途端に読みにくくなる。

Fool-proof English を書くために最も重要な点は，論文の論理と構成をしっかりと意識することである。non-native である医学研究者は，平易な文章を用いて，正しい構成に沿って論理立った文章を書かなければならない。

2 まずい Introduction の典型

投稿論文の Introduction がまずいと，編集者（editor）や査読者（reviewer）の心証はひどく悪いものになる。

筆者は，臨床疫学の専門誌である Annals of Clinical Epidemiology の編集長（editor-in-chief），疫学の専門誌である Journal of Epidemiology の編集者（editor）を務めている。editor としてつくづく感じていることは，投稿論文の良し悪しは Introduction を読むだけで分かる，ということである。研究計画を固めずに何となく取れたデータを何となくまとめて投稿した論文は，Introduction を読むだけで看破できてしまう。そのような論文は，Introduction を読んでいる途中で，外部査読者（external reviewer）に回すことなく不採択（reject）を決めてしまう。

以下に，ダメな Introduction の典型的なパターンを列記する。

（1）教科書的記述の羅列

Introduction の冒頭に，疾患の定義・分類・病態生理の詳細な説明，

疾病の罹患率・有病率に関する記述疫学，薬物の作用機序，治療のバリエーションなど，教科書的記述が延々と書き並べられている。その多くが，当該論文で検証すべき仮説とは直接の関連がない。つまり，ほぼ全部削除しても論文の Discussion や Conclusion には何ら影響しない。

Peer-review journal の紙幅は限られている。原著論文では，冗長（redundant）な教科書的記述を一切排除すべきである。

（2） 先行文献解説の potpourri

先行文献の詳細な解説が延々と続いている。それぞれの先行研究と当該論文の関連性の記載が曖昧である。冗長な先行文献解説は一切排除すべきである。

（3） 研究目的が不明

研究の仮説が何であるのか，この研究で何を明らかにしたいのか，判然としない。Introduction の末尾にこれらを明示すべきである。

（4） パラグラフ間のつながりがバラバラ

1つのパラグラフに複数のトピックが混在し，しかもそれらの関連が不明であると，読者に混乱を招く。個々のパラグラフ間に脈絡がない場合も，読者に混乱を招く。

Introduction の末尾に書かれる研究仮説や研究目的に向かって，各パラグラフが一直線につながっていなければならない。

Introduction における論理

Introduction は，Discussion と並んで論文中の最も書きにくいパーツと考えられている。しかし，論理さえ理解すれば比較的すっきりと書けるものである。

Introduction における論理の枠組みは以下のとおりである。

（1）研究の背景を示す

問題の所在とその性質・範囲を簡潔に示す。

（2）論文の方向性を示すために簡潔な文献情報を記す

科学の出発点は，既知と未知の線引きである。先行研究でどこまで明らかになっているか（What is already known?），まだ明らかになっていないことは何か（What remains unknown?）を簡潔に記すことにより，自分の研究の現代科学における位置づけを明らかにする。

（3）証明すべき仮説，研究目的を明示する

証明すべき仮説を提示し，研究目的を明示する。これらは，Discussion で論じるべき内容の伏線となる。Discussion では，本研究のどこに新規性があるか，本研究が既存の知見に何を追加できるかについて論じることになる。結論にまでつながる最初の入口に読者を導き，読者に「読みたい」という興味を抱かせることが肝要である。

4 Introduction の構成

（1） 読みやすい Introduction

典型的で読みやすい Introduction の構成は，次の4パラグラフ構成である。

＜Introduction の構成＞
第1パラグラフ：Background
第2パラグラフ：What is already known?
第3パラグラフ：What remains unknown?
第4パラグラフ：What are the aims of the present study?

必ずしも4パラグラフにこだわる必要はなく，"What is already known?" と "What remains unknown?" を1つにまとめた3パラグラフ構成，あるいは "What remains unknown?" と "What are the aims of the present study?" を1つにまとめた3パラグラフ構成でもよい。

（2） Key sentence の挿入

各パラグラフに1文の key sentence を意識的に挿入する。key sentence はパラグラフの冒頭に置かれることが多いものの，パラグラフの末尾や中間に置いてもよい。

Introduction を4パラグラフ構成とした場合，必然的に key sentence は4つ存在する。key sentence をつなぎ合わせると，Introduction の全体像を把握できるように書くことが重要である。

（3） Introduction の長さ

ほとんどの journal は，Abstract の単語数制限と本文全体（Introduction から Acknowledgement まで）の単語数制限を課している。単語数の上限を超えてはならない。しかし，単語数の上限を大幅に下回っても問題ない。4,000 words 制限のところを 2,500 words 以内で書いても何ら差し支えない。

　論文の各パーツ，例えば Introduction だけで単語数制限が課されることはほとんどない。しかし，本文全体と同様，Introduction も簡潔明瞭であればあるほどよい。多くの読者が集中力を切らさず一気に読める Introduction の長さはせいぜい 500 words 以内であろう。

（4） Introduction の引用文献

Introduction における引用文献に関する記述は，Discussion におけるそれとは役割を異にする。

　Introduction における引用文献は，焦点を当てている研究テーマに関する最新医学の現状を明らかにし，その後に展開する Methods, Results の方向性を示すものでなければならない。論文全体の方向性に決定的に影響する文献のみを厳選して引用することが肝要であり，その他一切は無用である。

　それに対して，Discussion における引用文献は，Results に対する補足説明や，Results に基づく考察を裏づけるという役割である。

　Introduction と Discussion に同じ文献を引用し，似たような解説を 2 度繰り返している投稿論文が見受けられる。紙幅の無駄であり，

editor の心証を悪くする。

5 ▶ Introduction の例

実際に publish された論文の Introduction を参照しながら, Introduction の作成について解説する。参照論文は以下である。

Ohbe H, et al. Early enteral nutrition for cardiogenic or obstructive shock requiring venoarterial extracorporeal membrane oxygenation：a nationwide inpatient database study. Intensive Care Med 2018；44：1258-1265

この論文の Introduction は4パラグラフ構成である。各パラグラフの文章数と単語数をカッコ内に表記した。さらに各パラグラフの key sentence にアンダーラインを付してある。

第1パラグラフ：*Background*
（2 sentences, 58 words）
"Venoarterial extracorporeal membrane oxygenation（VA-ECMO）is increasingly being used to support critically ill patients with severe cardiogenic or obstructive shock and the associated hemodynamic failure who are unresponsive to conventional therapies[1,2]. Patients receiving VA-ECMO are critically ill, characteristically having multiple-organ dysfunction syndrome, requiring high-dose vasopressors, and having prolonged stays in the intensive care unit（ICU）[3]."

第1文で，研究の背景を記述する。第2文は，第1文の補足説明である。ポイントのみで，細かい説明は引用文献にゆだねている。

第2パラグラフ：*What is already known?*

(3 sentences, 90 words)

"A recent clinical trial has shown that providing enteral nutrition (EN) within 2 days after ICU admission is not significantly associated with a reduction in mortality but is significantly associated with increased gastrointestinal complications in critically ill patients receiving high-dose vasopressors [4]. Another study found that EN is associated with severe digestive complications that are attributable to the poor mesenteric arterial supply in patients with cardiogenic shock [5]. However, data have been lacking on the effectiveness and safety of early EN in patients with cardiogenic or obstruc-

 コラム⑤ 駄作でも発表しよう

　まだ経験の浅い，若い研究者たちに伝えたい。目の前の研究に全身全霊を傾けよう。自分の持っている力の100％を出し切ろう。そして，必ず研究結果を論文にまとめ上げてほしい。

　若手の研究者が行う研究は，suboptimalな内容のものが少なくない。新規性が乏しかったり，症例数が少なく検定力が足りなかったり，様々な限界を抱えていたりする。研究の質も，学術的な貢献も，満足のいくものでないかもしれない。

　それでもいいのだ。若いうちは，書くことにこそ意義がある。経験のある上司のサポートを受けつつ，論文としての体裁をしっかりと整えて，なるべく早く投稿することをお勧めする。

　Rejectされたら，journalのレベルを落として再投稿すればよい。reviewer

tive shock undergoing VA-ECMO."

Introduction における文献引用は，論文の方向性を示すための文献提示でなければならない。先行文献解説の potpourri は厳に戒めなければならない。

第2パラグラフの第1文・第2文で，過去の文献についてポイントのみの解説を示してある。

第3文は，問題の所在を明らかにし，論文の方向性を決定づける上で重要な役割を果たしている。

第3パラグラフ：*What remains unknown?*

（3 sentences, 59 words）

"Four small series (N = 7-31) found that EN is well tolerated by such patients [6-9]. Clinical guidelines based on expert opinions recom-

の辛辣なコメントに腐らず，コメントに沿って修正できるところは修正しよう。改良に改良を加えて，もうこれ以上改良しようがないほどにブラッシュアップし，最終的には必ずアクセプトにつなげてほしい。

出版された論文は，トップクラスの journal に掲載されている論文に比べれば，駄作かもしれない。良い論文は後々まで多くの読者に読まれ続け，引用され続ける。駄作はあまり読まれず，さほど時間を経ずに人々からその存在すら忘れ去られてしまう。それでもかまわない。古い駄作が後々になって批判・非難されることはない。駄作を出すことが自分のキャリアを傷つけることはない。数々の名作漫画をのこした手塚治虫でさえ，あまり振り返られない sub-optimal な作品も多く発表した。駄作を世に出すことは，次なる秀作を仕上げるための重要なプロセスなのである。

mend starting EN within 24-48h of patients commencing VA-ECMO [10]. However, <u>whether EN should be started early or postponed in patients with cardiogenic or obstructive shock requiring VA-ECMO is yet to be elucidated.</u>"

　なぜこの研究が必要か？　まだ何が明らかになっていないのか？ この点を明らかにすることが，第3パラグラフの位置づけである。第1文と第2文は第3文の key sentence を導くための前提となる説明文である。

第4パラグラフ：*What are the aims of the present study?*
(2 sentences, 92 words)
"We hypothesized that early EN initiated within 2 days of VA-ECMO is not associated with lower mortality compared with delayed EN initiated after 2 days of VA-ECMO in critically ill patients undergoing VA-ECMO because the impact of EN on mortality is uncertain and EN may have the disadvantage of increasing bowel complications. <u>The present study therefore analyzed data</u>

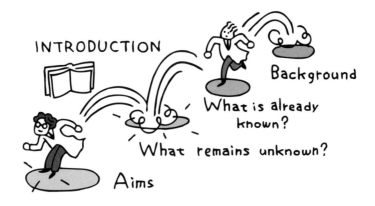

drawn from a national inpatient database in Japan with the aim of comparing mortality and morbidity of patients receiving early EN and undergoing VA-ECMO for more than 2 days for cardiogenic or obstructive shock."

　第1文で研究仮説，第2文で研究目的を明示している。第1から第3パラグラフに書かれたすべての内容は，最後に研究目的を導くための伏線となっている。

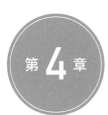

第 4 章 Methods の書き方

Methods の鉄則
[鉄則 15] ▶Methods の再現性（reproductivity）を最重視する。
[鉄則 16] ▶デザイン，セッティング，適格基準，介入・曝露を明記する。
[鉄則 17] ▶アウトカムの定義と測定法を明記する。
[鉄則 18] ▶統計解析方法を完璧に記述する。

1 ▶ Methods の再現性

　科学と非科学を分けるポイントは，再現性（reproductivity）である。医学・医療の世界で自説を主張したければ，再現性のある方法を用いて，それが確からしいことを証明しなければならない。

　International Committee of Medical Journal Editors（ICMJE）（http://www.icmje.org/）では，論文の再現性に関わる技術的な事柄について以下のように規定している。

"Identify the methods, apparatus（give the manufacturer's name and address in parentheses）, and procedures in sufficient detail to allow others to reproduce the results. Give references to established methods, including statistical methods ; provide references and brief descriptions for methods that have been published but are not well-known ; describe new or substantially modified methods, give the reasons for using them, and evaluate their limitations. Identify precisely all drugs and chemicals used, including generic name(s), dose (s), and route(s) of administration."

方法や機器（製造元の名称・住所をカッコ内に記述）は，他者が追試できるように十分詳細に示せ。統計手法を含む確立された方法には引用を付すこと。出版はされているがよく知られていない方法については，引用とともに簡潔な説明を加えよ。新しい方法やかなり修正された方法は，それを用いた理由を示し，その限界も評価せよ。使用されたすべての薬剤や試薬は，一般名，用量，投与方法を正確に示せ。

　臨床研究や疫学研究では必ずしも追試は容易でない。同じ研究デザインを用いることはできても，対象となるヒトの集団そのものを再現することは不可能に近い。そうであればこそ，研究デザイン，セッティング，対象患者の適格基準，介入・曝露，アウトカムの定義や測定方法，統計解析などに関して，必要かつ十分な表記が肝要である。

2 ▶ Methods に書くべき項目

　一般に，Methods の書き方は定型的である。基本的なルールや慣習に従って，型どおりに書けばよい。
　なお，介入研究では CONSORT (Consolidated Standards of Reporting Trials) 声明，観察研究では STROBE (STrengthening the Reporting of OBservational studies in Epidemiology) 声明に従う必要があ

る。CONSORT や STROBE などの reporting guideline は，EQUA-
TOR Network のウェブサイト（http://www.equator-network.org/）
から原文をダウンロードできる。

（1）研究デザイン

　研究デザインはMethodsの早い段階で示す必要がある。これにより
読者は研究の骨格を理解できる。

　研究デザインは，（ⅰ）介入研究（interventional study）か観察研
究（observation study）か，（ⅱ）介入研究ならばランダム化（random-
ization）がなされているかどうか，（ⅲ）観察研究ならば前方視的
（prospective）か後方視的（retrospective）か，コホート研究（cohort
study）か症例対照研究（case-control study）か横断研究（cross sec-
tional study）か，などについて明示する。

（2）セッティング

　セッティング（setting）とは，研究の実施場所および基準となる日
付（患者の登録，曝露，追跡，およびデータ収集の期間）を指す。

　コホート研究ならば，対象の追跡期間，コホート集団の概要，要因
への曝露状況を示す。症例対照研究であれば，ケースとコントロール
およびそれらの源集団（source population）について記述する。横断
研究であれば，その集団の概要や研究を行った時点を示す。

（3）適格基準

　対象の適格基準（eligibility）は，組入れ基準（inclusion criteria）と
除外基準（exclusion criteria）に分けることもある。適格基準につい
て，ICMJE は以下のように厳密に規定している。

"Describe your selection of the observational or experimental par-
ticipants（patients or laboratory animals, including controls）clearly,
including eligibility and exclusion criteria and a description of the
source population. Because the relevance of such variables as age
and sex to the object of research is not always clear, authors should
explain their use when they are included in a study report—for
example, authors should explain why only participants of certain
ages were included or why women were excluded."

観察研究または介入研究の対象の選択を，適格基準と除外基準，源集団も含
めて，明確に記述せよ。年齢や性別などの属性の適切性が常に明らかとは限
らないから，著者はそれらを基準に用いる場合には説明を加えるべきであ
る。例えば，なぜ特定の年齢層だけ含めたか，なぜ女性を除外したのか，理
由を説明すべきである。

　対象者を明記することの意義は，研究結果の一般化可能性を示すこ
と，すなわち研究結果が除外患者には適用できないことを明示するこ
とにある。論文の読者に対して，書かれている研究結果を実臨床に応
用する際には適用を限定するように注意喚起する，という重要な意味
もある。適用を誤れば，患者に良い治療効果をもたらすとはいえず，
むしろ悪い結果をもたらす危険性すら否定できない。研究のゴールは

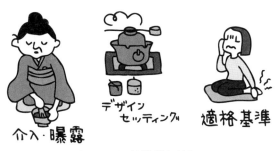

Methods は型どおりに

発表ではなく，臨床への正しい適用であることを忘れてはならない。

（4）介入・曝露群と対照群

　介入研究の場合はどのような介入（intervention）がなされたか，観察研究ではどのような因子への曝露（exposure）があったかを記載する。

　介入研究においては，治療の割り当ての方法を記載する。サンプルサイズ設計に関する記載も必須である。

　観察研究においてマッチングを行った場合，例えばケース・コントロール・マッチングや傾向スコア・マッチング（propensity score matching）を行った場合はその方法も記載する。

（5）Methods の記載例

＜例1＞ ランダム化比較試験（Dellinger RP, et al. Effect of Targeted Polymyxin B Hemoperfusion on 28-Day Mortality in Patients With Septic Shock and Elevated Endotoxin Level：The EUPHRATES Randomized Clinical Trial.

JAMA 2018；320：1455-63）

・研究デザイン："multicenter, randomized, blinded, sham-controlled trial"

・セッティング："Study participants were enrolled between September 2010 and June 2016 at 55 tertiary hospitals in North America with last follow-up in June 2017."

・組入れ基準："Adults aged 18 years or older with septic shock and high endotoxin-activity assay levels in the blood were enrolled. Patients were eligible to participate if they met the following criteria：（以下略）"

・除外基準："Patients were excluded if there were（以下略）"

・介入群と対照群："Eligible patients were stratified by site and randomly assigned in a 1：1 ratio to either polymyxin B hemoperfusion（PMX）plus conventional medical therapy or sham hemoperfusion plus conventional medical therapy. Random allocation was concealed by a centralized web-based program using block sizes of 2 and 4."

＜例2＞ 観察研究（Iwagami M, et al. Postoperative Polymyxin B Hemoperfusion and Mortality in Patients with Abdominal Septic Shock：A Propensity-Matched Analysis. Crit Care Med 2014；42：1187-93）

・研究デザイン："a retrospective cohort study"

・セッティング："a national inpatient database between July 1, 2007, and October 31, 2011"

・組入れ基準："patients who were 18 years old or older satisfying the following inclusion criteria were selected：（以下略）"

・除外基準："The following patients were excluded：（以下略）"

・曝露群・対照群："Among the eligible patients, those whose first PMX session was on day 0 or 1 were identified. Propensity score matching was used to adjust for differences in baseline characteristics and severity of condition at admission between patients with and without PMX"

（6）倫理的配慮

インフォームド・コンセント（informed consent）の方法，倫理委員会（institutional review board）の承認などを記載する。

<例1> インフォームド・コンセントを書面により得た場合
Patients provided written informed consent, and ethical approval was obtained from the the institutional review boards of XXX Hospital and the University of YYY.

<例2> 個別のインフォームド・コンセントが不要な場合
Because of the anonymous nature of the data, the requirement for informed consent was waived. Study approval was obtained from the institutional review board of the University of ZZZ.

（7）変数の定義

介入・曝露に関する変数だけでなく，その他の予後因子や，潜在的な交絡因子など，解析に投入されたすべての独立変数を列挙する。

量的変数（quantitative variable）をカテゴリー化した場合は，カテ

ゴリーの数やカット・ポイント（cut-points）を，カテゴリー化した根拠とともに記載する。

　従属変数となるエンドポイント（endpoint）またはアウトカム（outcome）の内容およびその測定方法を記載する。一般的でないアウトカムの場合，それを選択した合理的な理由を付記する。

＜例＞（JAMA 2018；320：1455-1463）
"The primary efficacy end point at the start of the trial was 28-day mortality for all participants. Secondary outcome variables and their order were survival time from baseline to death within 28 days and change in multiple organ dysfunction score, mean arterial pressure (MAP), urine output, and creatinine concentration from baseline to 72 hours."

3 統計手法

　科学論文では多くの場合，観察や実験に基づく数量的なデータを提示する。その際，データに内在する偶然誤差や系統誤差を取り扱うために，統計学を用いる。つまり観察や実験は，統計学と結びついて初めて科学といえる。

　統計手法は，読者に読み飛ばされてしまうことが最も多い箇所であろう。しかし，reviewer や editor は絶対に読み飛ばさない。統計手法の記載が不十分であると，reviewer や editor による恰好の批判の的となる。

　統計手法（statistical methods）に関する簡潔明瞭かつ必要十分な記載は，論文における核となる部分の一つである。しかし，統計手法の

書き方は，臨床医が最も頭を悩ます部分ではなかろうか。

ICMJE では，統計手法の記載について次のように記している。

"Describe statistical methods with enough detail to enable a knowl-edgeable reader with access to the original data to verify the reported results. When possible, quantify findings and present them with appropriate indicators of measurement error or uncertainty (such as confidence intervals). Avoid relying solely on statistical hypothesis testing, such as P values, which fail to convey important information about effect size. References for the design of the study and statistical methods should be to standard works when possible (with pages stated). Define statistical terms, abbreviations, and most symbols. Specify the computer software used."

統計手法は，（仮に）聡明な読者が元データにアクセスした場合に，報告された結果を検証できる程度に十分詳細に記載すること。可能ならば，得られた結果は量的に示し，測定誤差や不確実性を適切に著す指標（信頼区間など）を付記せよ。統計的仮説検定のみに頼ることは避ける。例えばP値はeffect size（効果量）についての重要な情報を伝えることはできない。研究デザインや統計手法に関する文献は，可能な限り（ページも付記して）標準的な内容を引用すべきである。統計用語，略語，シンボルは定義せよ。用いられたコンピュータ・ソフトウェアを明記せよ。

統計手法の記載で特に注意すべきことを以下に列挙する。各統計手法の詳細は，前著『できる！臨床研究 最短攻略50の鉄則』（金原出版）を参照されたい。

（1）記述統計

連続変数は，その分布に合った代表値とばらつきを表記する。正規分布に従う場合は平均値と標準偏差，従わない場合は中央値と四分位範囲を記載する。カテゴリー変数は，各カテゴリーの症例数とパーセンテージを表記する。

（2）検定

対応がない群間の割合の比較には，χ^2 test（カイ2乗検定），Fisher's exact test（フィッシャーの正確検定）を用いる。対応がある群間の割合の比較は，McNemar test を用いる。変数間の相関については，相関係数（Pearson，Spearman など）を示す。

群間の代表値の比較には，以下の表にある検定を用いる。

	パラメトリック検定	ノンパラメトリック検定
独立した 2群の代表値	t test	Mann-Whitney U test
対応がある 2群の代表値	paired t test	Wilcoxon signed rank sum test
独立した 3群以上の代表値	analysis of variance （ANOVA）	Kruscal-Wallis test
対応がある 3群以上の代表値	repeated measured ANOVA	Friedman test

用いた統計検定をひとまとめに列挙するのではなく，個々に明示する。

＜悪い例＞

We used t-tests and χ^2 tests as appropriate.

＜良い例＞

We used t-tests to compare the averages of continuous variables（such as age）and χ^2 tests to compare the proportions of categorical variables（such as sex）between the groups.

　近年よく用いられる傾向スコア分析（propensity score analysis）では，2群間の背景因子を比較する際，検定によるP値ではなく，標準化差（standardized difference）を表記する。詳細は前著『できる！傾向スコア分析 SPSS・Stata・Rを用いた必勝マニュアル』（金原出版）を参照されたい。

（3） 生存分析

　イベントの開始点と終点，観察の打ち切り（censored）となる状況を明示する。用いた統計手法（Kaplan-Meier法とlog rank検定など）を明示する。

（4） 多変量回帰分析

　重回帰，ロジスティック回帰，Cox回帰などモデルの種類とそれを選択した理由を示す。

　多変量回帰モデルに投入された独立変数を選択した方法について記載しなければならない。この記載がないと，独立変数の選択が恣意的である印象を与える。先行研究でアウトカムとの関連性が既に報告さ

れている変数については，その引用を付す。

（5）欠損値

　臨床研究の投稿論文に対する査読では，近年，欠損値の取り扱いに関する指摘が多くなっている印象である。STROBE 声明においても，「欠損値がどのように取り扱われたか説明せよ（Explain how missing data were addressed)」という記載がある。少なくとも，欠損値の生じている割合を変数ごとに明記する必要がある。

コラム❻ CrossRef とは？

　CrossRef（クロスレフ）は，異なる出版社のオンライン journal 間の引用リンクを可能にするために，出版社が協調して設立した組織である。CrossRef は様々なサービスを提供している。

(1) DOI の登録

　CrossRef は，インターネット上のドキュメントに付与される識別子（Digital Object Identifier, DOI）を登録できる機関の一つでもある。

　doi：<u>10.1016/j.je.2016.09.009</u>
　　　　prefix　　　　 suffix

　prefix は DOI 登録機関が出版社に発行する番号，suffix は出版社が各論文に任意に付与する番号である。

　DOI は論文が journal に正式に掲載される前に付与される。これにより従来は "in press（印刷中）" と表記されていた受理後の未出版論文でも，印刷前にインターネット上の出版（e-pub ahead of print）が可能になった。まだ書誌情報のついていない論文でも，DOI を表示して引用できるようになっている。

多変量解析で完全ケース分析（complete case analysis：欠損値を含む全症例を除外する分析）を行った場合，それを明記する。多重代入法（multiple imputation）を行った場合，その方法も記載する。

＜例＞（Yagi M, et al. Stroke. 2017；48：740-746.）

We replaced each missing value with a set of substituted plausible values by creating 20 filled-in complete data sets using a multiple imputation by chained equation method.

(2) Cited-by Linking

Cited-by Linking は各論文の引用情報および被引用情報を提供するサービスである。

J-STAGE（科学技術情報発信・流通総合システム）は，JST（国立研究開発法人科学技術振興機構）が運営する電子 journal プラットフォームである。J-STAGE も Cited-by Linking を利用して，各論文の詳細ページの中で，その論文が引用している論文，およびその論文を引用している論文へのリンクを提供している。

日本の学会は，学会誌を J-STAGE に掲載することで CrossRef のデータベースと連携でき，世界中の読者から論文を読んでもらえる機会を増やすことができる。

(3) Similarity Check（旧 CrossCheck）

iThenticate というツールを用いて論文剽窃チェックを行うサービスである。Similarity Check は，論文投稿システムである Editorial Manager や Scholar One Manuscripts と連携している。

（6）応用的な統計手法

　一般的ではない手法を用いた場合には，文献を引用し，簡潔にその手法の解説を加える必要がある。

　近年，医学論文における統計手法は進化している。詳細は前著『超絶解説 医学論文の難解な統計手法が手に取るようにわかる本』（金原出版）を参照されたい。

　統計手法やその記載方法に自信がない場合，臨床疫学や統計学の専門家にコンサルトしよう。しかし，決して専門家に丸投げせず，専門家と相談しながらなるべく自力でまとめるように心がけよう。

第 5 章

Results の書き方

Results の鉄則
[鉄則 19] ▶Results には一切の価値判断を交えず，事実を客観的に淡々と書く。
[鉄則 20] ▶Methods の順に沿って実験・観察結果を簡潔明瞭に書く。
[鉄則 21] ▶Table と Figure を self-explanatory にする。
[鉄則 22] ▶Table・Figure と本文の重複記載を避ける。
[鉄則 23] ▶Results における定型表現を用いた fool-proof English に徹する。

1 ▶ Result に記載すべき項目

Results には，（ⅰ）適格基準に沿った対象者の選択過程，（ⅱ）行われた分析結果の重要部分について，淡々と表記することが求められる。（ⅰ）はフローチャート（flowchart）を用いて図示してもよい。

介入研究と観察研究に分けて解説する。

（1）介入研究の Results

介入研究では，CONSORT（Consolidated Standards of Reporting Trials）声明に従い，以下の項目を列挙する。

1）適格基準に沿った対象者の選択過程

- ・各群について，ランダム割付けされた人数，意図された治療を受けた人数，主要アウトカムの解析に用いられた人数
- ・各群について，追跡不能例とランダム化後の除外例，除外理由
- ・参加者の募集期間と追跡期間を特定する日付
- ・試験を途中で終了した場合の理由
- ・各群のベースラインにおける記述統計を示す表
- ・元の割付けに従った解析（intention-to-treat analysis）かどうか

2）分析結果

- ・主要・副次的アウトカムのそれぞれについて，各群の結果，介入の効果量（effect size）の推定とその精度（95％信頼区間など）
- ・サブグループ解析など，実施した他の解析の結果
- ・各群のすべての重要な害または意図しない効果

（2）観察研究の Results

　観察研究では STROBE（STrengthening the Reporting of OBservational studies in Epidemiology）声明に従い，以下の項目を列挙する。

1）適格基準に沿った対象者の選択過程

- ・研究の各段階における人数（例：潜在的な適格者数，適格性を調査した人数，適格と確認された人数，研究に組入れられた人数，フォローアップを完了した人数，分析された人数）
- ・各段階での非参加者の除外・辞退理由
- ・参加者の特徴・潜在的交絡因子に関する記述統計
- ・それぞれの変数について，データが欠損した参加者数

2）分析結果

- ・アウトカムの発生数と割合
- ・調整前の推定値と交絡因子での調整後の推定値（該当する場合），そしてそれらの精度（95%信頼区間など）
- ・サブグループ解析など，実施した他の解析の結果

2 ▶ データの記述法

論文執筆初心者が誤りがちなデータの記述に関する注意事項について説明する。

（1）割合・代表値の記述

本文中や Table 中に割合を表記するときは，分母と分子両方の数値を記述する。同じ 20% でも 20/100 と 1/5 では意義が異なる。分母が 10 以下の場合は % 表示に意味はない。

正規分布している連続変数の代表値として，平均（mean）と標準偏差（standard deviation，SD）を表記する。International Committee of Medical Journal Editors（ICMJE）によれば，mean ± SD ではなく，mean（SD）という表記が推奨される。

平均値の標準誤差（standard error，SE）はデータの分布を表す指標ではなく，推計統計（inferential statistic）の指標である。

正規分布していない連続変数の代表値として，中央値（median）と四分位範囲（interquartile range，IQR）を表記する。IQR は 25 パーセンタイル値と 75 パーセンタイル値を下限・上限とする範囲である。

（2） P 値の記述

　P 値は具体的な数値を記述する。"NS"（not significant）や P＜0.05，P＜0.01 といった不等号による表記は好ましくない。P 値が 0.001 を下回る場合に限り，P＜0.001 と不等号で表記する。

　P 値が 0.01 を上回る場合，有効数字第 2 位まで示す。四捨五入して有効数字 1 ケタにしてしまうのは不適切である。例えば，P＝0.045 と P＝0.054 を四捨五入して有効数字 1 ケタにしてしまうと，どちらも P＝0.05 になってしまう。

　P 値が 0.01 未満の場合は，P＝0.008 などのように，有効数字第 1 位まで示せばよい。

＜悪い例＞

　P＝0.234，P＝0.0234，P＝0.05，P＝0.01，P＝0.0084，P＝0.0004

＜良い例＞

　P＝0.23，P＝0.023，P＝0.047，P＝0.012，P＝0.008，P＜0.001

（3） 回帰分析結果の記述

　統計解析ソフトによる回帰分析の出力結果をそのまま論文原稿にコピー＆ペーストするのは絶対にやめよう。知性の足りなさを露呈するようなものである。統計ソフトの出力結果に表示される検定統計量や自由度の値を論文に記載する必要はない。

　重回帰分析（multiple regression analysis）の結果には，各独立変数の回帰係数（regression coefficients）β とその 95％信頼区間（95％ confidence intervals, CI）および P 値を併記する。ロジスティック回

帰(logistic regression)では回帰係数 β ではなくオッズ比(odds ratio, OR)と，その95%信頼区間およびP値を併記する。なお，odds ratio＝exp（β）である。Cox 回帰ではハザード比（hazard ratio, HR）と，その95%信頼区間およびP値を併記する。これらの3点セットは，特にTableに表記する際は不可欠である。Abstract や Results の本文中に記載する際，回帰係数・95%信頼区間・P値のどれかを省くとすれば，P値を省くべきである。例えば，OR, 0.87（P＝0.01）と表記するよりも，OR, 0.87；95%CI, 0.78-0.97 と表記する方がよい。

（4） Table, Figure の作成

1） Self-explanatory の原則

　Table/Figure の一つひとつは self-explanatory（それ単体で明確）でなければならない。Table/Figureの内容を理解するためにいちいち本文に戻らなくてはならないような書き方は避けなければならない。Table/Figure のキャプション（caption）に，その Table/Figure を理解するための簡潔な説明を書いてもよい。略語（abbreviation）のフル・スペルも Table/Figure ごとに記載が必要である。

2） 重複記載の制限

　本文と Table/Figure とのデータの完全重複は，論文執筆初心者が陥りやすい誤りの一つである。鍵となる結果（key results）は重複してもよい。しかし，本文に Table/Figure の説明をだらだらと記述してはならない。本文には，key results の他に，Table/Figure 中のデータの傾向のみを記載する。

3）Table/Figure の数・量の制限

　多くの journal では，掲載できる Table/Figure の総数を制限している。特に強調したい点のみ Table/Figure に示す。

　相対的に重要でない結果は本文にのみ簡潔に示すべきである。journal によっては supplementary material（付録）の掲載を認めている場合がある。Appendix Table/Appendix Figure（付属表/図）と呼ばれることもある。重要でない結果は supplementary material にまとめ，本文にはその傾向だけを簡潔に示すという手段も採りうる。

3　Results の表現技術

（1）Results の書き方における注意点

1）過去形，能動態で書く

　Results はすべて過去形で書くことが原則である。また，能動態で書くことが推奨される。ただし，Methods と同様，動作の主体が自明であって by 以下が省略できる場合に限り，受動態を用いても差し支えない。

2）Methods で説明していないことを Results に書いてはならない

　Methods と Results の関係は一対一対応でなければならない。Methods に書かれている順番に，対応する Results が書かれている必要がある。Methods に書かれていない Results を書いてはならない。また，Methods に書いてあるのに，対応する Results が書かれていないのも不適切である。

3）研究目的と直接関連しない結果を書いてはならない

　個々の研究には目的があり，証明すべき研究仮説があり，明らかにすべき research question がある。データ収集・分析は研究目的に沿って行われるべきであり，その結果の記載は必要最低限の内容にとどめるべきである。

　論文執筆初心者にありがちな「せっかく苦労して行った実験や調査の結果はできるだけ多く書きたい」という態度は厳に慎むべきである。journal の紙幅は限られている。学問的価値のある新たな発見の記述，未解明であった研究仮説の証明にのみ紙幅を割くべきである。それらとは関係ない結果は，ばっさりと切り捨てた方がよい。

4）Results の中に価値判断めいた表現を用いてはならない

　Results には観察や実験の結果を淡々と記述する。Results に対する解釈や価値判断の一切は，Discussion に書くべきである。

　Results では群間の比較を統計的に検定した結果を書くべきである。原則として，形容詞は比較級（もしくは最上級）だけを用い，原級を用いてはならない。比較を伴わない絶対評価を Results に記載することは不可である。

5）統計用語と紛らわしい単語を用いない

　"significant"，"correlation"，"random"，"sample" といった統計学用語を，統計的記述以外に使用しない。

　"significant" という単語は，"statistically significant"（統計的に有意な）という意味でしか用いてはならない。「関係」という意味で "correlation" という単語は用いるべきでない。"correlation coefficient"（相関係数）の "correlation" と紛らわしい。

（2）Results における定型表現

　Results に示される表現は，定型句のオンパレードといってよい。論文執筆初心者は，定型表現を用いた fool-proof English の表現に徹するべきである。以下に，Results で書かれることの多い頻出表現を列挙する。

1）並列

　以下の2文は完全に同義である。

- Inhospital mortality was X% in treatment A, Y% in treatment B, and Z% in treatment C.
- Inhospital mortality was X%, Y% and Z% in treatments A, B and C, respectively.

respectively は「それぞれ」という意味である。

2）比較

　以下の各文はほぼ同義である。

- Inhospital mortality was significantly lower in Group A than in Group B.
- Inhospital mortality in Group A was significantly lower than that in Group B.
- Group A had a significantly lower inhospital mortality than Group B.
- Patients in Group A were significantly less likely to die in hospi-

tal compared with those in Group B.

· Patients in Group A were at a significantly lower risk of inhospital death relative to those in Group B.

3 ）増減

· The proportion of A increased from X% in 2000 to Y% in 2010.

· Table 2 shows a significant reduction in salt intake between 1970 and 2000.

4 ）関連

· Older age was significantly associated with higher mortality.

· There was a linear association between older age and higher mortality.

· Factors associated with a significantly increased risk of complications were X1, X2 and X3.

5 ）有意差がない場合の表現

· The chi-square test showed no significant difference in the proportions of complication between Group A and B （12.4% vs. 10.1%, P = 0.10）.

· Although not significant, patients in Group A tended to have more complications than those in Group B（12.4% vs. 10.1%, P = 0.10）.

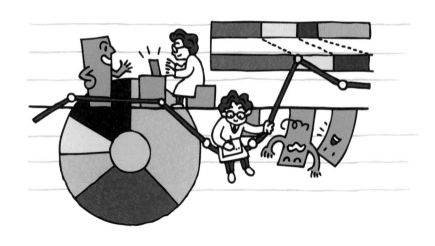

コラム⑦ 出版バイアス

　Negative な結果が出た場合に，論文の投稿そのものが往々にして回避されてしまうことがある。journal によっては，negative な結果を示す論文が採択されにくい傾向があることも否定できない。これらによって，positive な結果を発表した論文ばかりが出版されてしまうことを，出版バイアス（publication bias）という。

　研究結果が positive, negative であることと，それらの重要性には関連がない。negative な結果であっても，むしろそのことが臨床的に重要であることも多い。

　出版バイアスを防止するために，ランダム化比較試験では事前登録が義務づけられている。しかし観察研究では事前登録は必須とされていないし，あまり現実的ともいえない。出版バイアスを防止するためには，個々の研究者が negative な結果であっても積極的に発表するという，学問に対する真摯な態度が最も重要である。

第6章 Discussion の書き方

1 まずい Discussion のパターン

　せっかく良い研究を実施し，新しい発見や興味深い知見をもたらしたにもかかわらず，それらをまとめた論文の Discussion がまずいせいで，投稿しても reject されてしまう。そんな悲しい事態だけは何としても避けよう。

　論文執筆経験の浅い若手研究者たちが陥りがちな，まずい Discussion には，いくつかのパターンがある。

（1）先行文献の羅列

Discussion の冒頭から先行研究の解説が延々と続く。まとまりがなく，退屈極まりない。書いた本人は，自分が時間をかけて文献検索し読み込んだ，その分野の研究史を丹精込めてまとめたい，という願望があるようだ。ときにそれが A4 サイズのファイル数ページ分を超えることがある。しかしそれらはたいてい，せいぜい半ページに要約して書けば済む程度の内容である。

（2）枝葉末節，蛇足の記述

研究目的とは直接関連のない，したがって論文の本旨からは外れる，枝葉末節や蛇足の記述に紙幅を割く。そのせいで，最も強調したいポイントがぼやけてしまい，全体を通して何を言いたいのかよく分からなくなっている。

（3）独りよがりの主張

Results からは導かれない主張を展開する。その主張を支持する文

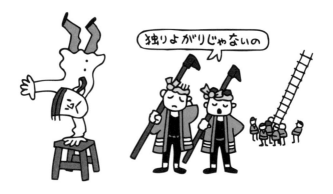

献的な根拠の提示もない。Results の足りない部分を，根拠のない推測・臆測で補おうとする。こうした独りよがりの主張，論理の飛躍は，「妄想」という方が正しいかもしれない。

（4）論理一貫性の欠如

自分の研究で得た Results に基づく Discussion の後に，それとは対極的な先行研究結果を強調しすぎて，自分の Results を打ち消してしまう。自分の Results に自信がなく，捉えどころのない玉虫色の Discussion を書いてしまい，結局何を言いたいのかよく分からない文章になっている。

2 ▶ Discussion を書くための心構え

論文執筆者が持つべき，Discussion を書くための心構えを**表 6-1** に示す。これらの心構えを守れば，必ず良い Discussion を書くことができる。

表 6-1. Discussion を書くための心構え

（1）Simple is best.

（2）Write only what is important.

（3）One paragraph, one topic.

（4）All topics lead to Conclusion.

（5）One article, one take-home message.

（1） Simple is best.

簡潔明瞭を旨とする。文章単位でも，パラグラフ単位でも，Discussion 全体としても，無駄な単語や冗長（redundant）な表現を排除し，なるべく短く書くべきである。1 文は 20〜30 words にまとめた方がよく，それを超える場合は 2 文に分けた方がよい。1 パラグラフは 10 行以内にまとめた方がよく，それを超える場合は 2 パラグラフに分けた方がよい。

（2） Write only what is important.

先行研究の potpourri は必要ない。先行研究の解説は 1 パラグラフ，数行以内に簡潔にまとめるべきである。

結論に影響しない，些細な結果に関する細かい Discussion は要らない。枝葉末節，蛇足は一切無用である。

（3） One paragraph, one topic.

1 つのパラグラフに 1 つのトピックが原則である。1 つのパラグラフに 2 つ以上のトピックが含まれると，焦点がぼけてしまう。各パラグラフに key sentence を 1 文ないし 2 文，意識的に挿入する。

（4） All topics lead to Conclusion.

すべてのトピックの論述は，最後の結論に向けて一直線に進めなければならない。その際，論理一貫性（consistency）を強く意識しなければならない。Discussion の途中で論理一貫性が破綻してしまうと，

最後のConclusionに締まりがなくなるばかりか，ときに論理矛盾に陥ることさえある。

（5） One article, one take-home message.

　読者に覚えておいてほしい重要なメッセージ（take-home message）は，1つの論文に1つだけにとどめる方がよい。メッセージが複数あると，勢い簡潔明瞭さが損なわれ，Conclusionに至る論理展開も往々にして複雑化し，読者の理解を損ないがちになる。真に伝えたいメッセージが何かを吟味し，そこに焦点を絞る方が得策である。

3 ▶ Discussion の構成

　表6-2に，典型的かつ基本的なDiscussionの構成を示す。

（1） Brief summary

　Discussion冒頭の1パラグラフに，鍵となる結果（key results）を

表6-2. Discussion の構成

(1) Brief summary

(2) Comparison with previous studies

(3) Possible explanations and implications

(4) Limitations

(5) Conclusion

簡潔明瞭に示す。Results で示された具体的な数値をここで繰り返す必要はなく，全体的な傾向を短く記述すればよい。

（2） Comparison with previous studies

Introduction における先行文献の引用と，Discussion における先行文献の引用は，意図が異なる。Introduction には論文の方向性を示す引用を付す。Discussion は研究結果の解釈を補強するための引用を付す。両者の引用元である文献は重複してもよい。しかし本文の記述そのものが重複してはならない。

Smith et al. showed that…, Jackson et al. reported that…のように author 名をいちいち挙げている例をしばしば認める。Smith 先生や Jackson 先生が当該研究領域では名の通った大御所ならばまだしも，有名でない研究者の名前を挙げることにさしたる意味はない。それよりも研究デザインを示す方がまだ情報量は多い。

A previous randomized controlled trial showed that…

A recent retrospective cohort study reported that…

先行研究との一致性（compatibility）を確認することは，結果の妥当性を示す一助になる。しかし，それだけに終始している論文は学術的価値を認めにくい。

先行研究と比較した，自分の研究の新規性（novelty）や長所（strength）を強調すべきである。

先行研究と比較して症例数が多く統計的検定力に優れる。先行研究とは異なる（あるいはより広い）範囲の対象者を調査した。より長期の観察期間を置いた。より精密なアウトカム測定を実施した。より厳

密な交絡調整を行った。これらはすべて，研究の長所となりうる。

（3）Possible explanations and implications

1）Results の解釈（explanation）

Discussion はあくまでも Results に基づかなければならない。Results はどのように解釈できるか？ Results は予想どおり（as expected）か，予想に反する（unexpected）ものか？ 得られた知見（findings）は，biologically plausible（生物学的に説明可能）か？ clinically plausible（臨床的に説明可能）か？ epidemiologically plausible（疫学的に説明可能）か？ これらの解釈の根拠となる先行文献を適切に引用しつつ，論理的整合性をもって解釈を加えなければならない。

Results の解釈が author と reviewer との間で異なることは，論文が reject される原因の一つとなる。reviewer の批判を予測し，それに対して伏線を張っておくことが重要である。具体的には，controversial な内容について，ヘッジング表現（後述）を用いるとよい。

2）因果関係に関する考察

観察研究においては，原則として，直接的な因果関係（causal relationship）を示す表現を用いるべきではない。関連（association）を示す表現を用いるべきである。

× A caused B. ⇒ ○ A is associated with B.
× A reduced B. ⇒ ○ A is associated with reduction in B.

介入・曝露とアウトカムの関連についての考察では，以下について

なるべく記載すべきである。

・関連の大きさはどの程度か
・他のセッティングにおける研究結果との一貫性があるか
・その関連は基礎研究を含む他の研究の知見によって支持されるか
・用量反応関係はあるか

3）Results の含意（implication）

Results から導かれる臨床的含意（clinical implication）は何か，Results から何をどこまで言えるか，未解決でさらに研究が必要な課題は何か，についても言及する。ここでも，論理一貫性を強く意識し，論理の飛躍を一切排除する必要がある。

4）Results から導かれない「妄想」を書くべからず！

不完全な結果やバイアスのかかった結果の過剰な解釈や，些細な発見の誇張は，読者を混乱させる。統計的有意差を認めない negative な結果であるにもかかわらず，Discussion に positive であるかのような印象を与える論述を牽強付会にも展開することは，研究者としてあるまじき行いである。

Results と関係のない，自己の信念や，「あるべき論」的な自己主張も一切無用である。そのような主張を，自分のブログやツイッターに書き込むのは自由である。しかし，peer-review journal への掲載はほぼ期待できないことに留意すべきである。

5）"spin" は厳禁

"spin" とは口語表現で「混乱状態」を意味する。転じて，論文の書き方における spin とは，仮説と結論に齟齬がある状態を指す。

具体的には，primary outcome に有意差が出なかった場合，それについてはあまり言及せず，secondary outcome の中で有意差が出た結果や，サブグループ解析で有意差が出た結果を強調する。それにより，介入の効果や曝露とアウトカムの関連を声高に主張する，というやり方である。

2010 年の JAMA に，ランダム化比較試験の論文における spin についての調査報告が掲載された（JAMA 2010；303：2058-64）。2006 年に出版された，primary outcome に有意差を認めなかった72編の論文中，13編は Title に spin があり，42編は Abstract の Conclusion に spin があったという。

最近は査読者（reviewer）も編集者（editor）も spin に対して敏感に反応するようになっている。少なくとも一流誌において spin 論文はほとんど見かけなくなっている。

Results に基づく Discussion を徹底すれば，spin は起こりえないはずである。読者諸氏も，spin は厳禁であることに留意されたい。

6）ヘッジング表現を用いる

未証明の仮説や主観的な意見を，あたかも疑いようのない事実のように自信たっぷりに書くと，尊大な態度であると受け取られ，reviewer や editor を敵に回すことになる。

自分の研究結果を novel, pivotal, innovative, cutting edge などと形容するのも，謙虚さが足りない（他人の研究についてそう書くのは構わない）。

より控えめに，柔らかく，間接的に書けば，reviewer や editor からの無用な反発を避けることができる。英文ライティングにおいて，このような表現方法は「ヘッジング（hedging）」と呼ばれる。断定を避けることで，自分の論点が破綻したり，批判に晒されることを防ぐ手

法である。

This is the first study〜といった表現をときに論文中に見かけることがある。ほとんど場合，この表現は不適切である。世界中でこれまで出版された論文を，英語だけでなく非英語の論文も含めて，全部読んだのか？　To the best of our knowledge, as far as we know, といったヘッジング表現を用いれば，たいていの場合，問題は解決する。

賛否両論がありそうな考察には，ヘッジングを加えるとよい。prove/demonstrate/manifest といった断定調の動詞を，suggest/imply などの控えめな動詞に変換する。確からしさのトーンを抑える助動詞（may, could など）や副詞（possibly, potentially, presumably, probably など）を用いる。

すべての考察にヘッジング表現を用いる必要はない。断定するべきは断定する。また，ヘッジングは表現を曖昧にすることではない。むしろより正確な表現に徹するということである。

（4）Limitations

研究の限界を示すことは，自分の研究を否定的に捉えることが目的ではない。読者が研究結果を臨床現場に適用する際に，慎重な姿勢を促すことが目的である。さらには，自分の研究の限界を克服する将来の研究を促す，言い換えれば，むしろ学問を発展させることが目的である。

原則として，鍵となる結果に大なり小なり影響を与えうる limitation はすべて列挙すべきである。偶然誤差の影響（症例数が少ないことによる検定力の不足など），短い追跡期間によるイベント発生の過少評価，様々なバイアス（選択バイアス，測定バイアス，交絡）の大きさと方向性については，適切に記載すべきである。それらが Results

に及ぼす影響の程度についても，できれば示すとよい。さほど大きな影響がないと考えられる場合，理由とともにそれを明示すればよい。

　結果の一般化可能性（generalizability）（＝外的妥当性，external validity）は，常に研究の限界となりうる。一般化可能性とは，異なる状況下でも同様の研究結果が得られると考えられる程度である。たいていの場合，組入れ基準から外れる患者に対する一般化可能性は乏しいため，limitation にそのことを短く言及すべきである。

　「Limitation を書きすぎると reject される」という考えは杞憂である。賢明な reviewer は limitation の記載を厳しくチェックする。重大な limitation があるのにそれを記載しないことは，reject の理由の一つになる。

　また，limitation の存在は，書けば免責されるというわけではない。重大な limitation の存在はそれ自体が reject の大きな理由の一つである。それを作文でカバーすることはできない。

　なお，limitation の記載において，regrettably, unfortunately といったワードが用いられているケースが見受けられる。こうした表現は，reviewer のコメントに対する返事には用いてもよいものの，論文の本文には用いるべきではない。

（5）Conclusion

　Conclusion は，limitation を考慮して慎重に書かれるべきである。また，自分の研究結果は，まだ普遍の真理とはいえないはずだ。将来，より優れたデザインの研究によって，覆されるかもしれない。それを踏まえて，より断定的でない（less assertive）表現を心がけるべきである。ここでもヘッジングを効かせて，may や suggest という言葉を挟むなどの一工夫によって，less assertive になる。

＜悪い Conclusion＞

・Proton pump inhibitor increases postoperative pneumonia compared with H2 blocker.

＜良い Conclusion＞

・Our analysis suggests an increase in postoperative pneumonia associated with proton pump inhibitor compared with H2 blocker.

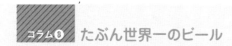 コラム❽ たぶん世界一のビール

　カールスバーグ（Carlsberg）はデンマークのビールである。日本を含む世界各国でも販売されている。

　カールスバーグのキャッチコピーは "Probably the best beer in the world"（たぶん世界一のビール）である。これはヘッジング表現だ。

　"The best beer in the world" と断言すれば，他の並み居るブランド・ビールのファンたちから反感を買うかもしれない。"Probably" を加えることでかなり控えめな表現になっている。「たぶん世界一」ならば，試しに買って飲んでみようか，という気になる人がいるかもしれない。

第7章

Abstract の書き方

Abstract の鉄則	
[鉄則 31]	▶「完全，正確，明快（complete, accurate and clear）」を追求する。
[鉄則 32]	▶キモとなる統計分析結果を厳選して示す。
[鉄則 33]	▶可能な限り，相対リスクだけでなく絶対リスクも示す。
[鉄則 34]	▶Abstract の Conclusion に論文のすべてを凝縮する。

1 ▶ Abstract の鉄則

　投稿論文が査読（review）に回るかどうかは，Abstract の良し悪しにかかっている。British Medical Journal（以下，BMJ）の投稿規定に，以下のように明記されている。

"We may screen original research articles by reading only the abstract."

　実際，一流誌の editor's kick（編集部による足切り）は早い。たった一人の editor が Title と Abstract を読んだだけで迅速に足切りの決断を下す。足切りを伝えるメールは一週間以内，ときには数日で送ら

れてくる。author らの時間の空費を最小限にし，すぐに他誌に投稿できるようにする，編集部の配慮ともいえよう。

BMJ の投稿規定に，Abstract を書く上での鉄則が明示されている。

"Please ensure that the structured abstract is as complete, accurate, and clear as possible—but not unnecessarily long."

構造化抄録はできるだけ完全，正確，明快に，しかし不必要に長くならないように留意してください。

Author が絶対に避けるべきは，せっかく本文の内容が悪くないにもかかわらず，Abstract がまずいせいで，外部査読に回る機会を失ってしまうことである。

まず本文を完成させたうえで，Abstract を作成すべきである。論文の各パーツを書く順番は，Introduction → Methods → Results → Discussion → Abstract → Title とするのが正しい。Abstract は本文（main text）全体を distil したものである。Abstract だけ読んで全体像が分かるように書かなければならない。

本文から key sentence をいくつか抜いてきて，それらをコピー＆ペーストしてつなぎ合わせている Abstract を見かけることが多い。そのような Abstract は，reviewer にも読者にもあまり良い印象を与えない。適切に言い換えるように心がけたい。

なお，Abstract の直後に 5 個前後の key words を挙げることが多い。Key words は Medline の Medical Subject Headings（MeSH）を使うことが推奨されている（http://www.nlm.nih.gov/mesh）。

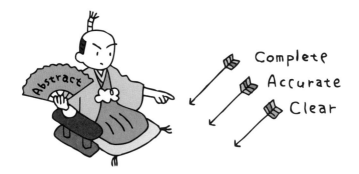

2 ▶ Abstract の各パーツの内容

（1）Abstract の型

Journal によって採用する Abstract の構成は異なる。以下の 3 パターンに大別できる。

- **標準型**：Background, Methods, Results, Conclusions の 4 パーツ
- **BMJ 型**：Objectives, Design, Setting, Participants, Interventions or Exposure, Main outcome measures, Results, Conclusions の 8 パーツ
- **JAMA 型**：Importance, Objectives, Design, Setting, Participants, Interventions for clinical trials or Exposures for observational studies, Main Outcomes and Measures, Results, Conclusions, Relevance の 10 パーツ

標準型の場合，Background は 2 文，Methods は 3〜4 文，Results

111

は3〜4文，Conclusion は2文，あわせて10〜12文が，バランスの良い構成である。1文を20〜25 words 程度に収めれば，全体を200〜300 words に仕上げることができる。もちろん上記にこだわる必要はなく，各パーツでプラスマイナス1文ずつの増減は許容範囲内である。

（2）Abstract の各パーツの書き方

BMJ 型に沿って，Abstract の各パーツの書き方を解説する。

1）Objectives
研究の目的，仮説，またはリサーチ・クエスチョンを提示する。

2）Design
ランダム化比較試験，コホート研究，症例対照研究，横断研究，症例シリーズ研究，診断研究といった研究デザインを明示する。ランダム化比較試験ならば，盲検化やプラセボ・コントロールを置いているかどうか，コホート研究ならば前向きか後向きか，などを明示する。

3）Setting
参加施設の特性（大学病院，三次救急施設など）や地理的位置，参加施設数などを提示する。

4）Participants
対象患者の組入れ基準および除外基準を示す。

5）Interventions or Exposure
介入・曝露の内容，時期・期間を明記する。該当しない場合は省略

できる。

6）Main outcome measures

　計測されたアウトカム評価のうち，主なものを列挙する。

7）Results

　主要な結果を示し，「何が科学的新発見なのか」を強調する。介入の効果，曝露とアウトカムの関連が，統計学的に有意である，または有意でないことを述べるだけでは不十分である。ロジスティック回帰ならばodds比とその95％信頼区間およびP値，Cox回帰ならばhazard比とその95％信頼区間およびP値を併記する。可能な限り，相対リスク（relative risk）だけでなく絶対リスク（absolute risk）とnumber needed to treat（NNT：必要治療数）も提示する。

8）Conclusions

　AbstractのConclusionの書き方はとりわけ重要である。なぜなら多くの読者はTitle以外にはこの部分しか読まないからだ。authorは，ここに論文のすべてを凝縮せねばならない。

　結果に基づく結論とその臨床的含意（clinical implication），あるいは必要に応じて政策的含意（policy implication）を示す。結果の内容を超える結論を導いてはならない。

　なお，Abstractには通常，論文のlimitationは書かれない。しかし例外もある。Annals of Internal Medicine誌のAbstractでは，Conclusionの前にlimitationの提示を求められる。

　ここで紹介する論文は，感染症領域における leading journal である Clinical Infectious Disease に掲載された下記の一編である。

Therapeutic impact of initial treatment for Chlamydia trachomatis among patients with pelvic inflammatory disease：a retrospective cohort study using a national inpatient database in Japan（Clin Infect Dis 2019；69（2）：316-322）

Backgrounds

① "Pelvic inflammatory disease（PID）is common among women of reproductive age and can be complicated by tuboovarian abscess（TOA），which is a serious and potentially life-threatening disease."

　→ 研究のトピックである PID と TOA を 1 文で記載。

② "However, recent mortality rates from PID on hospital admission and the short-term therapeutic usefulness of initial treatment for Chlamydia trachomatis remain unknown."

　→ 2 つのクリニカル・クエスチョンを並列して 1 文で記載。

Methods

① "Using the Diagnosis Procedure Combination database, we identified patients who were diagnosed with PID on admission from July 2010 to March 2016 in Japan. We excluded patients who were pregnant, had cancer, or had missing data."

→ Design, Setting, Participants を 1 文で記載，除外基準を 1 文で記載。

② "Propensity score-adjusted analyses were performed to compare short-term outcomes between patients administered initial treatment for C. trachomatis and those without this treatment. The primary outcome was surgical intervention（laparotomy, laparoscopic surgery, and/or drainage procedure）during hospitalization."

→ Exposure, Main Outcome Measure, Statistical Analysis を 2 文に分けて記載。

Results

① "In total, 27841 eligible patients were identified. Of these patients, 2463（8.8%）had TOA on admission. Mortality during hospitalization was 0.56% and 0.28% in the groups without and with TOA, respectively."

→ 1 番目のクリニカル・クエスチョンに対応する結果を短い 3 文で記載。

② "Propensity score matching created 6149 pairs. A significant difference was observed in the primary outcome between those receiving initial treatment for C. trachomatis and the control group after propensity score matching（11.5% vs. 13.4%；risk difference, − 1.9%；95% confidence interval, −3.1 to −0.7）. The group that received initial treatment for C. trachomatis also had a significantly lower mortality rate."

→ 2 番目のクリニカル・クエスチョンに対応する結果を 2 文で記載。

Conclusions

"In this retrospective nationwide study, initial treatment for C. trachomatis among hospitalized patients diagnosed with PID had clinical benefits in terms of improved short-term outcomes."

→ 結果に基づく結論を 1 文で記載。

---

4 ▶ Abstract 作成の独習法

　東京大学大学院公共健康医学専攻の授業で実際に行っている演習の一端を紹介しよう。

　論文の Abstract を隠して，タイトルと本文だけを読む。投稿規定にある単語数制限に従って，Abstract を自作する。自分が書いた Abstract と，実際の論文の Abstract とを比較する。

　初学者にとっては，かなり困難な作業である。本文を精読し，全体をきちんと理解できていないと，実際の論文に書いてある Abstract（つまり正解）と内容を一致させることはかなり難しい。しかしそれ故にこの方法は，**初学者にとって非常に効果的な勉強法となりうる**。個人差はあるが，平均すると約 10 編ぐらいこの独習法をこなした時点で，英語論文を読む力と書く力が同時に向上していることを実感するはずである。

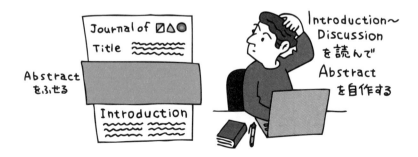

コラム⑨　話す力と書く力

　筆者がかつて指導していたある若手研究者は，プレゼンテーションが得意であった。見栄えの良いパワーポイント・スライドを駆使し，身振り手振りを交え，印象的なプレゼンテーションを行う。質問に対する返答も当意即妙である。それ自体は，素晴らしい能力である。

　しかし，彼に英語論文を書かせると，論理一貫性を欠く支離滅裂な原稿が返ってきた。Results に基づく Discussion が書けない。Results と関係ない自己主張が目立つ。Limitation を考えて書くこともできない。Conclusion を誇張する。

　どうも，話す力と書く力は別物のようである。プレゼンテーションは，じっくり考えて考察をひねり出す論理力よりも，メリハリの利いた話術や，質問に対して即座にうまい答えを返す瞬発力の方が大事なようだ。しかし，話術に長けていても，文章で人を説得する力があるとは限らない。

　筆者は彼に，Abstract 再現トレーニングを 10 本行うことを勧めた。論文をじっくり読む習慣を身に着けさせるためでもある。それとともに，時間をかけて，マンツーマンで論文指導を行った。本書の初版を参照しながら，隅から隅まで論文を修正する作業をサポートした。

　その甲斐あって，彼の書く力は目に見えて上達した。彼の 2 本目の論文は，1 本目とは見違えるほど論理的な書きぶりであった。書く力はトレーニングによって上達できることを，筆者自身が確認できたケースの 1 つである。

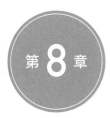

第 8 章

Title の書き方

Title の鉄則

[鉄則 35] ▶Title には一語たりとも無駄な word を含めてはならない。

[鉄則 36] ▶簡潔かつ必要十分な情報を含む Title を書く。

[鉄則 37] ▶体言止めを旨とし，完全文タイトルを避ける。

1 ▶ Title の重要性

近年，journal の数は増加している。出版される医学論文の本数も増え続けている。忙しい臨床医が一定期間に読むことができる論文の本数は限られている。自ずと，読まれる論文は厳選される。

あなたが精魂込めて書き上げた論文は，読まれなければ意味がない。読者が最初に目に留める論文のパーツは，Title である。Title を気に入ってもらえないと，Abstract すら読んでもらえない。それほど Title は重要である。

本章では Title 作成の鉄則と実践的な演習の方法について解説する。

Title 作成の鉄則

（1） Be concise and informative.

　Title は必ずしも本文の全容を反映するものでなくてもよい。論文の対象（target）と鍵となる概念（key concept）を明示すればよい。

　Title 作成の鉄則は，一語たりとも無駄な word を含まず，簡潔（concise）で必要十分な情報を含む（informative）ことである。

（2） 不適切な Title の例

1） 無駄な単語が混じっている Title

　「…についての研究」という意味で，英文 Title に "A study on…" とつけるのは無駄である。科学論文なのだから，何かの研究をしているに決まっている。

　以下の Title は，無駄な単語が混じっている。

An international survey of disparity in prices for percutaneous coronary intervention devices in Japan and the US

　"in Japan and the US" というフレーズで国際比較研究であることは明らかである。すなわち冒頭の "An international survey of" は無駄である。以下のように修正すれば，一語たりとも無駄のない簡潔明瞭な Title となる。

　　→ Price disparity in percutaneous coronary intervention devices in Japan and the US

2）論文に何が書かれているのかよく分からない Title

・Helicopters, hearts and hips：using willingness to pay to set priorities for public sector health care programmes
・To GEE or not to GEE：comparing population average and mixed models for estimating the associations between neighborhood risk factors and health

　上記は実際に PubMed で検索された論文の Title である。前者は，"Helicopters, hearts and hips" で韻を踏んでいる。後者は "to be or not to be" をもじっている。言葉遊びが優先されて，論文に何が書かれているのかよく分からない Title である。

3）対象の表記が曖昧な Title

　"Effect of antibiotics in the treatment of pneumonia" といったような Title は，対象があまりにも漠然としている。あらゆるタイプの肺炎に対するすべての抗生剤の効果を検証したわけではあるまい。どのような肺炎にどの抗生剤を用いたか，つまり論文の対象を明示しなければならない。

---

3 ▶ 完全文 Title を避ける

　Title は，いわゆる「体言止め」が一般的である。適切な前置詞・接続詞を用いて名詞と名詞をつなぎ合わせなければならない。肯定文，否定文，疑問文といった完全文（complete sentence）で構成された

Title は避けた方がよい。

　1990 年に Nature 誌に発表された Commentary は，完全文 Title の問題点を鋭く指摘している。これらのメッセージは四半世紀を経た今でも生きている。

"A new form of title for scientific reports, one which confidently asserts a conclusion rather than implying it, is becoming more prevalent. That's a bad thing."

"The merits of the traditional title are these— it states what the work is about in an open-ended tone, inviting the reader to judge the paper by its content not its title, and it reflects the author's appreciation of the possibility of the error."

(Rosner JL. Reflections of science as a product. Nature 1990；345：108)

　科学論文の Introduction や Discussion の中で，普遍の真理は現在形肯定文で書かれる。しかし科学論文の Results は，発表された時点ではまだ「真理」ではない。その後の検証や追試によっては，その結果が覆されるかもしれない。論文の author はその点をわきまえなければならず，論文の記述には慎重さと思慮深さが求められる。

　その意味で，現在形肯定文の Title はしばしば不適切で軽率なものになりがちである。本文中に控えめに述べるべき結論を，大胆にも Title で声高に述べる。まるでその問題はこの論文をもって解決を見た，とでも述べているようなものだ。論文の内容を 1 文に短縮することによって，かえって科学的なレポートをつまらなくしてしまう恐れがある。

　しかし近年は，特に基礎系の journal で，現在形肯定文の Title が増

えている印象である。これも時代の趨勢であろうか。以下はNatureに
2020年に掲載された論文のTitleの例である。

- APOE4 leads to blood-brain barrier dysfunction predicting cognitive decline
- LEM2 phase separation promotes ESCRT-mediated nuclear envelope reformation

　基礎実験研究の論文ならば，かろうじて許容されるかもしれない。
しかし，不確実性の高い臨床研究論文においては，現在形肯定文Title
は依然として推奨されないだろう。現に，臨床4大誌の原著論文の
Titleは体言止めが原則となっている。以下はBMJに掲載された論文
のTitleの例である。

＜ランダム化比較試験論文のTitle例＞

Continuous subcutaneous insulin infusion versus multiple daily injection regimens in children and young people at diagnosis of type 1 diabetes：pragmatic randomised controlled trial and economic evaluation

　何と何の比較か，対象疾患および対象患者の範囲，研究デザインを
短いTitle内に網羅している。

＜観察研究論文のTitle例＞

Association of early postnatal transfer and birth outside a tertiary hospital with mortality and severe brain injury in extremely preterm infants：observational cohort study with propensity score matching

"Association of 曝露 with アウトカム" という観察研究ではよく見られる Title の書き方である。曝露，アウトカム，対象，研究デザイン，統計解析手法を凝縮した Title である。

　また，科学論文の Title として，疑問文も不適切である。
　下記は，実際に出版された論文の Title である。Title 内に疑問文が含まれているが，すべて蛇足である。読者を引きつける効果を狙っているのであろうが，削除しても何ら問題は生じない。

・Helicobacter pylori eradication and reflux disease onset：did gastric acid get "crazy"?
・What's new since Hippocrates? Preventing type 2 diabetes by physical exercise and diet
・Why won't she sleep? Screen exposure and sleep patterns in young infants

4 ▶ Title 作成の演習

　東京大学大学院公共健康医学専攻の授業で実際に行っている演習の方法を紹介しよう。演習のステップは以下のとおりである。

(1) 論文の Title を伏せて Abstract と本文を読む。
(2) Abstract を distil して 50 words 以内の mini-abstract を作成する。

（3）Mini-abstract をさらに distil し，Title を作成する。

（4）実際の論文の Title と比較する。

演習課題の例を以下に示す。

【演習課題】

（Ann Surg　https://doi.org/10.1097/SLA.0000000000003500）

Abstract（229 words）

Objective：We compared the surgical outcomes of minimally invasive esophagectomy（MIE）and open esophagectomy（OE）for esophageal cancer.

Summary Background Data：MIE has become a widespread procedure. However, the definitive advantages of MIE over OE at a nationwide level have not been established.

Methods：We analyzed patients who underwent esophagectomy for clinical stage 0 to Ⅲ esophageal cancer from April 2014 to March 2017 using a Japanese inpatient database. We performed propensity score matching to compare in-hospital mortality and morbidities between MIE and OE, accounting for clustering of patients within hospitals.

Results：Among 14,880 patients, propensity matching generated 4,572 pairs. MIE was associated with lower incidences of in-hospital mortality（1.2% vs. 1.7%, P＝0.048）, surgical site infection（1.9% vs. 2.6%, P－0.04）, anastomotic leakage（12.8% vs. 16.8%, P＜0.001）, blood transfusion（21.9% vs. 33.8%, P＜0.001）, reoperation（8.6% vs. 9.9%, P＝0.03）, tracheotomy（4.8% vs. 6.3%, P＝0.002）, and unplanned intubation（6.3% vs. 8.4%, P＜0.001）; a shorter postoperative length of stay（23 vs. 26 days, P＜0.001）；higher incidences of vocal cord dysfunction（9.2% vs. 7.5%, P＜0.001）and prolonged intubation period after esophagectomy（23.2% vs. 19.3%, P＜0.001）；and a longer duration of anesthesia（408 vs. 363 minutes, P＜0.001）.

Conclusion：MIE had favorable outcomes in terms of in-hospital mortality, morbidities, and the postoperative hospital stay.

50 words 以内の mini-abstract の例は，次のとおりである。

Mini-abstract（50 words）

Our nationwide retorospective analysis of 4,572 propensity-matched pairs demonstrated favorable outcomes of minimally invasive esophagectomy over open esophagectomy for in-hospital mortality, surgical site infection, anastomotic leakage, blood transfusion, reoperation, tracheotomy, unplanned intubation, and postoperative length of stay；but unfavorable outcomes for vocal cord dysfunction, anesthesia duration, and postoperative intubation period.

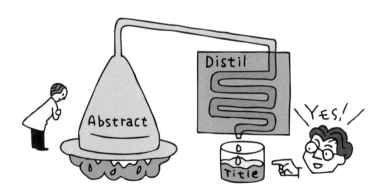

これをさらに distil して Title を作成する。

Title（19 words）

Comparing Perioperative Mortality and Morbidity of Minimally Invasive Esophagectomy Versus Open Esophagectomy for Esophageal Cancer：A Nationwide Retrospective Analysis

コラム⑩ 若手の論文執筆を指導する立場の先生へ

　若手の論文執筆を指導する立場の先生は，研究計画，データ収集，統計解析，学会発表，論文執筆の各段階で，若手の相談に乗っていただきたい。その際，「早く書け！」「とにかく頑張れ！」というような精神論は避けた方がよいだろう。

　若手の論文執筆が停滞しているときは，ヒアリングを行い，筆が止まっている原因を若手と一緒に考え，具体的にアドバイスをしていただきたい。

　若手が書いた論文草稿は，大幅な修正が必要となることが少なくない。単に，真っ赤に修正した原稿をメールで返送するだけでは，若手研究者を当惑させるだけになるかもしれない。なぜその修正が必要か，理由を説明することが肝要である。修止の理由が分からないと，若手研究者は学習できない。次の論文の執筆の際にも，進歩のない稚拙な原稿をまた送ってくるだろう。

　上司から丁寧に指導を受けた経験は，若手研究者の血となり肉となり，彼・彼女にとって一生の財産になるだろう。

投稿から掲載まで I

投稿の鉄則
[鉄則 38] ▶投稿前に原稿の体裁を完璧に整える。
[鉄則 39] ▶Author の要件を満たさない者を co-author に加えるべきでない。
[鉄則 40] ▶Aims and Scope に合う適切な投稿先を選択する。
[鉄則 41] ▶記念受験するべからず。身の程を知るべし。

1 原稿の体裁を整える

　原稿の体裁をきちんと整えないまま投稿してはならない。sloppy mistake（雑な間違い）が多いと，「こんな雑な原稿をよこす author の研究は，きっと雑に違いない」と編集者（editor）や査読者（reviewer）に思われかねない。

　Reviewer は，義務もないのに無報酬で，空いた時間を作って投稿論文を査読している。だからこそ，投稿者は雑な原稿を投稿してはならない。reviewer の負担軽減を意識して，読みやすく整えられた原稿を作成すべきである。

（1）字句を整える

1）フォント

フォントは Times New Roman または Arial を選ぶのが無難である。フォントサイズは 12 ポイントが原則である。

イタリック体は，（1）生物名・遺伝子名，（2）subheading，（3）英語でない言語の表記，（4）Reference における journal や本の表題，などの表記に限って用いられることがある。

Heading（見出し）や subheading（小見出し）は太字（bold）で表記することがある。本文中に太字，下線（underline），ハイライト（highlight），赤字（red ink）などで強調を施してはならない。

2）特殊文字入力

不等号，ギリシャ文字，ローマ数字の入力に注意しよう。

不等号の $\geq$，$\leq$ や α，β，γ などのギリシャ文字を日本語フォントのまま入力してしまう間違いが少なくない。Microsoft Word の場合，「挿入」メニューから「記号と特殊文字」を選び，「記号と特殊文字」の中の「種類」のプルダウンメニューから「数学記号」や「ギリシャおよびコプト」を選んで，$\leq$，$\geq$，α，β，γ の記号を入力しよう。

ローマ数字の I，II，III を入力する際にも注意を要する。日本語フォントで数字の「1」を入力してローマ数字の「I」に変換すると，見た目には日本語フォントであることに気がつかないことがある。文字化けの原因になるので注意しよう。

3）スペースの挿入

測定値と測定単位の間にはスペースを 1 字分空ける。

<例>

80 mg/dl

パーセント（%）と数値の間はスペースを空けない。

<例>

80%

　カンマ（,），ピリオド（.），セミコロン（;），コロン（:）の直後は1字分のスペースを空ける。ハイフン（-）やダッシュ（—）の前後にスペースは入れない。

　スペースは半角でなければならない。日本語の全角スペースを入れてはならない。

4）ダブルスペース

　ダブルスペース（double space）とは，行間に1行ずつスペースを空けることである。Microsoft Wordでは，「ホーム」メニューから「段落」を選び，「インデントと行間隔」の中の「間隔」にある「行間」のプルダウンメニューから「2行」を選択すればよい。

5）数字の表記

　文頭に数字を書く場合，アラビア数字は不可であり，アルファベットで表記する。

　文頭以外では，10未満はアルファベットで（one, two, three, …, nine），10以上はアラビア数字（10, 11, 12, 13…）という原則が一応ある。しかしこの原則には多くの例外がある。単位がついている場合（3 kg, など），日付（January 9, など），n を用いた症例数の表記

131

（n＝8，など）はアラビア数字表記である。一連の3個以上の数字の一部の場合，10未満の数字はアルファベットで書かれることもあれば，アラビア数字で表記されることもある。

＜例＞

In the control group, 15 patients had cerebral infarction, 8 had myocardiac infarction, and 4 had pulmonary embolism.

6）略語（abbreviation）

　原則として，略語はなるべく用いないようにしよう。読みにくいからである。特に，一般的ではない略語はすべてspell outした方がよい。

　Abstractと本文では，それぞれの初出時に略語をspell outする。本文では，目安として5回以上使用する場合には略語にしてもよい。5回未満の場合は略語を用いず，すべてspell outした方がよい。

　特別な例外を除いて，Titleに略語は使用してはならない。特別な例外とは，細胞生物学・分子生物学などの専門誌におけるDNA・RNAなどの頻出略語，放射線科専門誌におけるimaging modalityの名称（CT，MRI，PETなど）などである。

7）アメリカ英語とイギリス英語の使い分け

　出版社がイギリスにあるjournalには，Lancetとその姉妹誌，BMJおよびその系列誌などがある。イギリスのjournalに投稿するときは，イギリス英語で表記する必要がある。1つの論文にアメリカ英語とイギリス英語を混在させてはならない。

　アメリカ英語とイギリス英語の使い分けといっても，両者の文法はほぼ同じである。主に綴り（spelling）の違いに気をつければよい。以下に例を挙げる。矢印の左がアメリカ英語，右がイギリス英語である。

米		英
acknowledgment	→	acknowledgement
analog	→	analogue
analyze	→	analyse
anemia	→	anaemia
anesthesia	→	anaesthesia
authorize	→	authorise
behavior	→	behaviour
canceled	→	cancelled
catalog	→	catalogue
center	→	centre
color	→	colour
defense	→	defence
diarrhea	→	diarrhoea
esophagus	→	oesophagus
favorite	→	favourite
gray	→	grey
hematology	→	haematology
honor	→	honour
labeled	→	labelled
labor	→	labour
leukemia	→	leukaemia
license	→	licence
meter	→	metre
modeling	→	modelling
neighbor	→	neighbour
offense	→	offence
optimize	→	optimise
organize	→	organise
orthopedics	→	orthopaedics
pediatrics	→	paediatrics
program	→	programme
randomize	→	randomise
realize	→	realise
traveler	→	traveller

（2）Reference スタイル

Reference のスタイルは，多くの journal が Vancouver system を採用している。本文中の引用順に文献番号をつけてリストアップする方式である。その他，author 名のアルファベット順（alphabetical order）で文献をリストアップする方式もある。いずれにせよ journal の投稿規定（instruction for authors）に従う必要がある。

Reference の正確性は，author の責任である。論文を掲載する journal の責任ではない。このことを肝に銘じて，正確に引用文献の書誌情報を記載しなければならない。誤った書誌情報の記載は，掲載される journal の編集部（editorial office）に対しても失礼であり，引用された論文の author にも失礼であり，引用文献を孫引きしようとする読者にも失礼である。

引用すべき文献は，原則として，peer-review journal に既に出版されている論文から選ぶべきである。出版前の epub ahead of print の論文も引用してよい。

英文誌に投稿する場合，英語論文のみを引用し，日本語論文の引用は避けるべきである。海外の読者は日本語論文にアクセスできないし，仮にアクセスできてもほとんどが読めない。英文文献が皆無のためにどうしても日本語文献を引用しなければならないときは，書誌情報の最後に（in Japanese）と記載する。政府や研究機関の web ページ，商業誌の記事，学会抄録，科研費報告書などの引用は，原則として避けるべきである。

本文中の引用のスタイルも journal によって違うので，投稿規定に従う。上付き文字（superscript），括弧（parenthesis または round bracket），角括弧（square bracket）で表示する。通常は文末に挿入するが，文中に挿入してもよい。通常は句読点の直後に挿入するが，

journal によっては句読点の直前に挿入する。

（3）Table と Figure の体裁

1 ）Table

Table には縦線を入れない。最上段の行の上下と，最下段の行の下にだけ，横線を入れる。

Table は Microsoft Excel で作成し，Microsoft Word ファイルにコピー＆ペーストしよう。Word ファイル上でも編集できる形式でペーストしよう。Windows PC の場合，Excel 上でコピーしたいセルをドラッグして選択し，右クリックで「コピー」を選択するか Ctrl＋C でコピーする。次に Word の「ホーム」メニューの「貼り付け」のオプションから「形式を選択して貼り付け」を選び，「HTML 形式」または「リッチテキスト形式（RTF)」を選択して貼り付けよう。「Microsoft Excel ワークシートオブジェクト」や「図（拡張メタファイル)」などを選択してはならない。

Table は 2 ページにまたがることは許容されるものの，3 ページ以上になることは避けたい。

2 ）Figure

論文原稿に Figure legend という独立したセクションを作り，Figure のタイトルと caption の一覧を提示する。ICMJE には次のように書かれている。

"In the manuscript, legends for illustrations should be on a separate page, with Arabic numerals corresponding to the illustrations. When symbols, arrows, numbers, or letters are used to identify parts of the illustrations, identify and explain each one clearly in the legend."

なお，Figure や Table で用いられる symbol は以下のとおりである。

＊：asterisk，†：dagger，‡：double dagger，¶：pilcrow，paragraph sign，§：section sign

2 ▶ Authorship

（1）誰を共著者に入れるか

　論文の筆頭著者（first author）である若手研究者から，論文の共著者（co-author）に誰をどういう順番で加えればよいか，という相談をたびたび受けることがある。自分の所属する診療科の教授や部長，臨床データを提供してくれた他施設の医師，原稿を読んでコメントをくれた同僚，統計分析を手伝ってくれた統計家など，すべての関係者を co-author に入れるべきかどうか，入れるとしてもどの順番で入れるか，人間関係も交錯して，本人にとってはなかなか悩ましい問題のようである。

　ICMJE の Recommendation に "Defining the Role of Authors and Contributors" という項目があって，author の定義と役割が詳述されている。

（ⅰ）Substantial contributions to the conception or design of the work；or the acquisition, analysis, or interpretation of data for the work

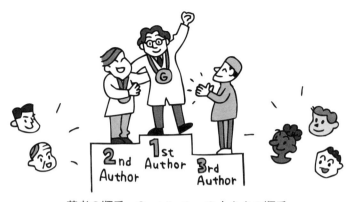

著者の順番＝Contribution の大きさの順番

（ⅱ）Drafting the work or revising it critically for important intellectual content

（ⅲ）Final approval of the version to be published

（ⅳ）Agreement to be accountable for all aspects of the work in ensuring that questions related to the accuracy or integrity of any part of the work are appropriately investigated and resolved

　上記の４つのすべてがそろえば co-author の資格がある。（ⅰ）から（ⅲ）は当然の事柄であり，（ⅳ）についても十分に留意すべきである。

　「ボス」という立場にいるというだけ，臨床データを提供してくれたというだけ，原稿を読んでコメントをくれたというだけ，統計分析を手伝ってくれたというだけの理由で，co-author に加える必要はないのである。

　統計家が研究計画の段階から研究に参加し，デザインから解析に至るまで適切なアドバイスをしていれば，co-author になりうるだろう。しかし，統計コンサルテーションをしたという程度では，co-author の

資格はない。

　Author の順番は，原則として，純粋に contribution の大きさの順番に従えばよい。特に医学系では，慣習的に，研究全体を指揮する指導的立場にある co-author を末尾に据えて，last author と称することがある。

　Journal によっては，論文原稿に author contribution の具体的な記載を求められることもある。

＜例＞

All authors conceived the study concept and study design. HY and MF performed compilation and synthesis of the data. HY and HM carried out statistical analyses. SM supervised the research project. All authors participated in interpretation of the results and writing of the report, and approved the final version.

　Contribution が全くなく，論文を読んでもいないのに co-author になっていることを "gift authorship" または "honorary authorship" と揶揄的に呼ぶことがある。「名前だけ入れる」のは今時ご法度といえよう。論文不正が発覚した際に，co-author に挙がっている教授が「論文の内容を把握していない」と責任逃れすることはできない。

（2） Acknowledgement

　研究に具体的に contribute したが authorship を満たさない人や組織は，Acknowledgement（謝辞）の欄に記載する。Acknowledgement に掲載することについて本人の同意が必須である。勝手に個人や団体の名前を書いてはならない。

単に「お世話になった」という程度で Acknowledgement に載せるべきではない。どのような理由で Acknowledgement に載せるのか明記しなければならない。ICMJE の統一投稿規定には，その理由の記載例として，以下が挙げられている。

"served as scientific advisors," "critically reviewed the study proposal," "collected data," "provided and cared for study patients," "participated in writing or technical editing of the manuscript"

研究費に関する記載も，通常は Acknowledgement に記載する。"funding source" などの subheading で別項に記載することもある。資金提供者と研究番号などを記載する。funding source（＝sponsor）の役割を Acknowledgement に（journal によっては Methods に）記載することを求められることがある。

＜例＞

This work was supported by JSPS KAKENHI Grant Number JP12345678. The funding source had no role.

（3） Corresponding author

論文を投稿する際に journal の editorial office との連絡の責任を負う author を corresponding author（連絡著者）という。corresponding author は，投稿時に必要な論文原稿や添付書類の作成を取りまとめ，論文のオンライン投稿を実際に行い，その後送られてくる論文査読結果を co-author 全員に知らせ，改訂稿の作成にも中心的な役割を果たす。corresponding author は editorial office とのやりとりだけではな

く，ときには出版後のメディア対応（プレス・リリース，記者発表，取材対応など）の役割を担うこともある。

Corresponding author は first author が務めてもよいし，その他の coauthor が務めてもよい。author 全員の合意によって決めればよい。

3 ▶ 投稿先を選ぶ

（1） journal の論文採択率

JournalGuide（https://www.journalguide.com/）というフリーツールには，主要な journal の論文採択率が掲載されている。どの程度正確か保証の限りではないものの，2020 年 6 月時点の 4 大一般誌の採択率は，NEJM が 5%，Lancet が 5%，BMJ が 7%，JAMA が 9% であった。

BMJ のホームページにある Guidance for Authors（2018 年 5 月 3 日改訂版）によれば，BMJ には年間 7,000〜8,000 本の論文が投稿され，採択率は全体で 7%，Research Articles に限定すると年間約 4,000 本が投稿され，採択率は 4% である。約 3 分の 2 の投稿は外部査読（external review）に回ることはなく，editor の判断で足切りされるという。

4 大誌に比べれば，専門誌の採択率は多少高めであるものの，一流誌はやはり狭き門である。例えば循環器系の専門誌 Circulation は 11% であった。

Open access journal（OAJ）は採択率の高いものが多く，BMJ Open が 53%，PLOS ONE は 69% の採択率であった。

（2）「記念受験」はやめよう

4大誌に掲載される原著論文は，採択率の低さからも分かるように，狭き門を潜り抜けた極めて優れた論文である。世界中の臨床家が興味のあるテーマに関して，旧来の治療法や疾患概念を覆す epoch-making な内容で，かつデザイン・分析手法とも十分に質の高い研究に限られている。

若手研究者の中には，そのような事情をよく知らないで，自分が書いた論文を「ダメ元でLancet に投稿したい」などと臆面もなく語る者が稀ならずいる。そういう者に限って，Lancet に掲載されている論文をきちんと読んだことすらない。

「記念受験」は，やめておいた方がよい。時間と労力の無駄である。共著者（co-author）と相談の上，投稿論文の質の高さと，journal のレベルを比較考量して，適当な投稿先を決めよう。初回投稿は少々高望みしても，reject されたらjournalのレベルを程々にまで下げて再投稿するのが得策である。

（3）投稿先を選ぶ基準

1）Aims and Scope

各 journal の Aims and Scope をよく読もう。自分の研究と同様のテーマの論文が，その journal に過去に掲載されているかをチェックすることも重要である。各 journal には積極的に採用する領域やテーマがあることが多く，その傾向をつかむことは，採択に近づく重要な要素となる。

自分が投稿する journal の範囲をある程度までは広げてもよい。例えば，「外科手術後 MRSA 創感染による予後と医療費」というテーマ

であれば，やはり外科専門誌が最もふさわしい。視点を変えて，感染症内科・感染制御や Health Service Research 系の専門誌に投稿することを考慮しても悪くはない。

2）Impact factor

Clarivate Analytics 社（旧 Thomson Reuters 社）は，impact factor など，journal を相対評価するための数値を算出し，Journal Citation Reports に公表している（https://clarivate.com/webofsciencegroup/）。

Impact factor は journal に対する評価である。個々の論文の評価ではないし，個々の研究者の評価でもない。

Impact factor は同じ専門領域に属する journal 間の相対比較には有用であるものの，異なる領域に属する journal 間の比較には有用とはいえない。

近年増加している open access journal（OAJ）の中には急速に impact factor を伸ばしている journal も見受けられる。しかし OAJ の impact factor と，掲載されている論文の質とは，必ずしも比例しない印象である。

必ずしも impact factor にこだわる必要はない。外科は Annals of Surgery など，集中治療は Intensive Care Medicine など，産婦人科は Obstetrics & Gynecology など，小児科は Pediatrics など，麻酔科は Anesthesiology など，整形外科は Journal of Bone & Joint Surgery など，それぞれの専門領域の leading journal に掲載されることの方が，専門領域における影響力という点で価値が高い。

3）その他の要素

Journal の出版元の国や地域も，投稿先を考慮するための要素となりうる。国によって医療の慣習は異なるし，関心のあるテーマも微妙

に異なる。日本でよく行われている治療法が，ヨーロッパでは同様に行われているものの，アメリカではほとんど行われていないというケースもありうる。そのような治療法に関する論文を American journal に投稿しても勝ち目は薄い。

Journal によって，投稿から出版までのスピードがかなり違う。迅速な出版（rapid publication）を期待するならば，early view, epub ahead of print, provisional PDF など，印刷中（in press）の段階で online 上に公開してくれるかどうか，投稿前に必ずチェックしておこう。

（4）Open access journal

Open access journal（OAJ）とは，author が掲載料（article processing charge，APC）を支払い，読者には無料で論文を公開するという

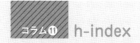

コラム⓫ h-index

h-index は，物理学者の J. E. Hirsch 氏が 2005 年に発表した，研究者個人の研究成果を定量化する指標の一つである（PNAS 2005；102：16569-16572）。

ある研究者の h-index が 10（h=10）の場合，被引用数が少なくとも 10 回以上の論文が 10 本ある。つまり h-index が高いほど，被引用数の多い論文を数多く出版しているということになる。

Clarivate Analytics 社（旧 Thomson Reuters 社）の Web of Science や，Elsevier 社の Scopus でも，個々の論文の被引用数，および各研究者の総論文数・総被引用数・h-index などの情報を検索できる。

ただし，分野によっては論文数自体が少なく，したがって引用数も少ないため，分野の異なる研究者間で h-index を比較してもあまり意味はないともいわれる。

第9章 投稿から掲載まで I

143

システムを採用している journal である。Public Library of Science（PLOS）や BioMed Central（BMC）など多くの出版社が OAJ を発行している。BMJ，Lancet，Nature などの老舗 journal も OAJ を姉妹誌として発行している。

コラム⑫　プレデターには要注意

　アーノルド・シュワルツェネッガー主演映画に，『プレデター』（"Predator"）というタイトルの映画があった。predator とは「捕食者」とか「略奪者」といった意味である。映画に登場するプレデターは，実におぞましい姿のモンスターであった。

　営利を優先し，掲載料で稼ぐことを目的として，形ばかりの査読で質の低い論文を多数掲載する悪徳な OAJ 出版社は "predatory publisher"，出版されている journal は "predatory journal" と呼ばれる。日本では predatory journal を「ハゲタカ・ジャーナル」と訳すことがある。

　聞いたこともない OAJ から投稿を勧誘するメールが送られてくることがある。そういう journal はプレデターかもしれないから，決して投稿してはならない。

　米・Colorado 大学 Denver 校の図書館員 Jeffrey Beall 氏が，predatory publisher や predatory journal のリストを掲載したサイトを作成・公開している（Beall J et al：Beall's List of Predatory Journals and Publishers. https://beallslist.net）。

　こうしたリストが多くの研究者に歓迎される一方で，predator として名前が挙げられた出版社から激しい反発を受けた。Beall's List は，インターネット上の情報のみに依拠して作成されているとか，事業を開始したばかりの出版社が predator 扱いされやすいとか，さまざま批判を浴びている。

　DOAJ（Directory of Open Access Journals）は信頼できる OAJ の一覧を掲載している（https://doaj.org/）。収録 journal に対して様々な情報提供を求め，OAJ の信頼確保に一役買っている。Beall's List がブラックリストであるのに対し，DOAJ はホワイトリストである。

OAJ には，投稿者から見て利点と欠点がある。利点としては，迅速な出版（rapid publication）であること。無料で読めるので当然に読者数は増え，引用される機会も増えることが挙げられる。欠点として，数十万円という高い APC を支払わなければならない。また，OAJ の多くは歴史が浅く，質の評価が定まっていない。

4 ▶ オンライン投稿

（1） 投稿システムへの登録

現在は，オンライン投稿（online submission または electronic submission）がほとんどである。投稿する前に，corresponding author はオンライン投稿システムへの登録（registration）が必要である。author の氏名・所属機関・email アドレス・電話番号・FAX 番号などを登録する。登録後すぐに投稿が可能となる。

email アドレスはフリーメール（Gmail や Yahoo! メールなど）でも可であるが，なるべく大学や研究機関の email（ac.jp で終わるアドレス），または病院で発行される email などを利用しよう。

（2） 投稿ファイルの準備

投稿規定（instructions for authors）に沿うすべてのファイルを準備した上で，オンライン投稿に臨もう。

ファイル形式に注意が必要である。特に Figure のファイル形式（tiff，jpg，pdf など）は journal によって受け付けられる形式が異なるため，投稿規定であらかじめ確認が必要である。

原稿以外に必要となることのあるファイルは，下記のとおりである。

1）著作権譲渡同意と利益相反申告

多くの journal は，copyright transfer agreement（著作権譲渡同意）と conflicts of interest disclosure（利益相反申告）の書類提出を求める。たいていの場合，定型の様式（form）があり，journal のホームページやオンライン投稿用ホームページからダウンロードできる。ICMJE は利益相反申告に関する共通の様式（ICMJE Form for Disclosure of Potential Conflicts of Interest）を用意しており，多くの journal がこの様式を採用している。

これらの書類提出のタイミングは journal によって異なるため，投稿規定の確認が必要である。投稿と同時に提出が必要なこともあれば，投稿時には必要なく，revision request を受けて再投稿する時点や accept された時点で提出を求められることもある。

これらの書類には氏名と日付を記入する欄がある。print name の欄にはブロック体のローマ字で名前を記載する。signature（署名）の欄はブロック体でも筆記体でも漢字でもよい。全 author を代表して（on behalf of all authors），corresponding author だけの signature が求められることもあれば，author 全員の signature を求められることもある。また近年は手書きの signature ではなく，電子署名（electronic signature）を求められることが増えている。

ICMJE Form for Disclosure of Potential Conflicts of Interest においては以下の質問項目に答えなければならない。

"Did you or your institution at any time receive payment or services from a third party（government, commercial, private foundation, etc.）for any aspect of the submitted work（including but not limited to grants, data monitoring board, study design, manuscript preparation, statistical analysis, etc.)?"

つまり利益相反（conflicts of interest, COI）とは，製薬会社からの金銭・便宜供与だけを指しているのではない。政府からの補助金（科研費など）も利益相反に該当するから，公開（disclosure）の義務がある。

利益相反に含まれるものには，研究費の他に，相談料，講演料，原稿料，旅費の提供，委員会委員やコンサルタントなどの兼業，雇用関係，特許の保有や申請，株式の保有などがある。

利益相反の存在それ自体が問題なのではない。利益相反が存在しているのに公開していないことが問題になる。

2）Cover letter

Cover letter の宛名は journal の編集長（editor-in-chief）である。cover letter は原則として reviewer の目に触れることはない。読者が目にすることもない。

オンライン投稿の際に Word で作成した cover letter のファイル・アップロードが必要なこともあれば，画面上のフォーマットに文章をコピー＆ペーストする場合もある。

Journal の投稿規定に cover letter の記載事項が列挙されていることもある。また，journal によっては cover letter のスタイルが決まっていることもある。さらに cover letter の提出を必要としない journal もある。

一般的に，cover letter にはおよそ以下のような内容を記せばよい。

① その journal に投稿したい旨

② 論文内容の簡潔な説明

③ 重複投稿（duplicate submission）でないこと

④ Author contribution と，author 全員が原稿の最終版を承諾していること

⑤ COI の公開

⑥ 掲載許可書の添付（出版済み資料や患者の写真などを使う場合）

⑦ Corresponding author の氏名・連絡先

④ は，journal によっては本文に書く場合もある。⑤ については，COI format を別に提出する場合でも，一応 cover letter にも書いた方が無難であろう。⑥ は該当する場合のみである。

Editor が cover letter の内容だけで採否を決定することは通常ない。

3）Research reporting guideline のチェックリスト

近年，研究報告のガイドライン（research reporting guideline）が整備されている。ランダム化比較試験を報告するためのガイドラインは CONSORT，メタアナリシスを報告するガイドラインは PRISMA である。最も多い研究デザインは観察研究（observational study）であり，それに対するガイドラインが STROBE である。診断研究を報告するためのガイドラインは STARD である。いずれのガイドラインのチェックリストも，EQUATOR Network のウェブサイト（http://www.equator-network.org/）からダウンロードできる。

British Medical Journal 誌をはじめとして，投稿時にこれらガイドラインのチェックリストの提出を求める journal が増加しつつある。

＜Cover letter の例＞

13-December-20XX（日付）

Dr. Kxxx D. Lxxxx,（editor-in-chief のフルネーム）

Editor-in-Chief,

Journal of XXX（journal の名称）

Dear Dr. Lxxxx（editor-in-chief の姓のみ）

We are submitting our manuscript entitled"（論文タイトル）"for consideration for publication. We demonstrated that（主たる結果を短く書く）。

The contents of this manuscript have not been copyrighted or published previously, and are not now under consideration for publication elsewhere. All authors of this research paper have directly participated in the planning, execution, or analysis of the study. All authors of this paper have read and approved the final version submitted.

We declare the authors have no conflict of interests.

We would be grateful if the manuscript could be reviewed and considered for publication in *Journal of XXX*.

Sincerely,

Hideo Yasunaga

Correspondence to：Prof. Hideo Yasunaga, MD, PhD, Department of Clinical Epidemiology and Health Economics, School of Public Health, The University of Tokyo. 7-3-1, Hongo, Bunkyo-ku, Tokyo 1130033, Japan. Phone： +81-3-XXXXXXX, fax： +81-3-XXXXXXX, email：xxxxxxxxxxxxxxxxx

（3）Preferred reviewer

投稿の時点で，preferred reviewer（好みの査読者）を複数指名できる journal もある。自分の論文のテーマに近い先行論文が，その journal に最近掲載されたかどうか check しよう。その論文の corresponding author を preferred reviewer に選ぶのも一つの手である。

ただし，自分と同じ研究施設に所属する研究者や，数年以内（通常は5年以内）に共同研究を行った研究者を preferred reviewer に選ぶことはできない。editor の立場から言えば，投稿者と preferred reviewer が仲間内の関係であると，査読が甘くなる恐れを否定できない。極端な場合，投稿者と preferred reviewer がグルになっているかもしれない。そうした事態を editor は避けたいと考えている。

Preferred reviewer を指名しても，その人が実際に reviewer に選ばれるとは限らない。実を言うと，journal が投稿者に preferred reviewer の情報を入力させるのには，別の理由がある。journal は，潜在的 reviewer の情報を収集してデータベース化したいのである。author が指名した preferred reviewer は，その著書の論文の reviewer には指定されず，他の論文の reviewer に選ばれるかもしれない。

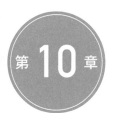

投稿から掲載まで Ⅱ

第 10 章

Revision の鉄則
[鉄則 42] ▶Reject されても落ち込まない。
[鉄則 43] ▶Reject に対する appeal は時間の無駄と心得る。
[鉄則 44] ▶Revision には初回投稿時より心血を注ぐ。
[鉄則 45] ▶Editor・Reviewer に敬意を払う。
[鉄則 46] ▶厳しい査読コメントにも耐えて修正する。

1 Peer-review とは

　学術出版において，投稿された論文を同じ分野の専門家（peer）複数名に査読（review）してもらい，そのコメントを参考に編集者（editor）が採否の決定を下すシステムを peer-review system という。

（1）Editor による予備審査

　著者（author）のオンライン投稿が首尾よく完了すると，受理確認（submission confirmation）の email が editor から author に自動送信される。その時点で論文はまだ editor の手元にある。

　Journal に投稿されてくる膨大な数の原稿（manuscript）は，まず編集補助者（assistant editor）によって，journal の投稿規定（instruction for authors）を満たしているかどうかチェックを受ける。これを

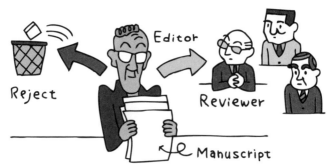

予備審査は editor がする。reviewer の目に触れないことも。

満たしていない原稿はすぐに返却され，修正を求められる。この時点で即 reject となることはないものの，author にとって時間の無駄である。author は投稿規定に沿った完璧なスタイルの原稿を最初から作成すべきである。特に word counts の超過が即返却の理由の一つであることを留意しておこう。

　次に，editor による予備審査を受ける。予備審査のポイントは，（ⅰ）journal の Aims and Scope に合っているかどうか，（ⅱ）原稿の質が最低限のレベルを満たしているかどうか，である。これらを満たさなければ，即 reject である。

（2）外部者による査読(external review)

　Editor による予備審査を通過した場合，editor は通常2〜4名の査読者（reviewer）を選ぶ。

　Journal は，過去の査読依頼の履歴や reviewer が行った査読の質に関するデータを蓄積し，質の高い reviewer の確保に努めている。新規 reviewer の発掘のために，投稿論文の Reference や関連論文の author をチェックする。editor が学会などで出会った研究者に直接連絡を取

ることもある。

Editor は，高い専門知識を備え公正な査読を見込める人物を慎重に選ばなければならない。非常に狭いフォーカスに絞った投稿論文では，editor が適切な reviewer を探し出すのに時間がかかり，そのために通常より長い査読期間を要することもある。

多くの場合，editor は査読候補者らにメールで原稿の Title と Abstract だけを送り，査読の意思があるかどうかを聞く。承諾の確認が取れたら，正式に査読を依頼する。この時点で peer review の status は "under review" となる。reviewer は論文をオンライン投稿システムからダウンロードし，1～2ヶ月（短い場合は2～3週間）かけて査読を行う。

2 ▶ Reviewer・Editor の視点

（1）査読の手引き

British Medical Journal のホームページには，「査読の手引き（Resources for reviewers）」が一般公開されている。投稿者の立場からも，この「査読の手引き」を読み，reviewer の視点を知っておくことは有用である。ポイントを以下に紹介しよう。

（ⅰ）研究の独創性（Originality）
　投稿された論文は，先行論文と比べて，新しい内容が追加されているか？
（ⅱ）研究の重要性（Importance）
　研究結果は，臨床医，研究者，政策立案者，教育者，または患者に

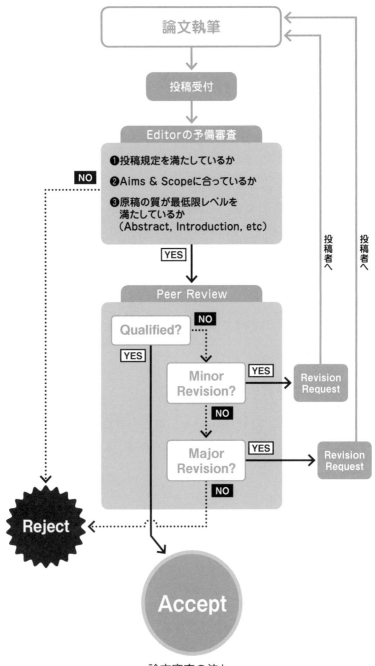

論文審査の流れ

とって重要か？　読者がより良い判断を下すのに役立つか？

（iii）研究デザインの適切性

　研究デザインはリサーチ・クエスチョンに答えるのに適切か？

（iv）対象者

　研究対象者の組入れおよび除外基準が適切に記述されているか？サンプルは対象となりうる母集団をどの程度代表しているか？

（v）方法

　方法は適切な報告ガイドラインに沿って完全に報告されているか？倫理的か？

（vi）結果

　研究結果はリサーチ・クエスチョンに適切に答えるものであるか？信頼できるか？

（vii）考察と結論

　考察と結論は，結果に基づいているか？　過去の文献と比較して議論されているか？　メッセージは明確か？

（viii）文献

　参考文献は最新かつ関連するものか？　明白な欠落はないか？

（2）Editor が reject の判断を下すポイント

　Editor は，reviewer のコメントを参考に，最終的に accept や reject の決定を下す。editor の立場から，投稿論文の reject を決定する一般的な理由を以下に列挙する。

1）独創性の欠如

　独創性（originality）が欠如していたり，先行研究の二番煎じにすぎない論文は，reject となる。

2）重要性の欠如

　研究結果がもたらす臨床現場へのインパクト，患者に与える恩恵，医療政策立案者に与える示唆などがない研究は，たとえ独創性があっても，研究を行う必要性がないと見なされ，reject となる。

3）Methods, Results の不備

　提示された研究目的や仮説に対して，研究デザインが適合していない場合も reject となる。Methods の再現性の欠如，研究デザイン上の致命的な欠陥，重大な未測定交絡因子の存在，症例数過少による検定力不足，統計解析の稚拙な誤りは，いずれも単独で reject の原因とな

コラム⑬　査読機能不全

　2013 年の Science 誌に，"Who's Afraid of Peer Review?（「査読，恐れるに足らず」）"というタイトルの驚くべき調査結果が報告された（http://www.sciencemag.org/content/342/6154/60.full）。

　エリザベス・テイラーの主演映画のタイトル "Who's Afraid of Virginia Woolf?" をもじったのであろうか？

　それはともかく，author の John Bohannon 氏は Science の編集部と共同で，高校レベルの知識があれば発見できるような単純な間違いを含むインチキ論文を作り，偽名と架空の所属先を記し，2013 年 1 月から 8 月にかけて 300 あまりの open access journal に片っ端から投稿した。その結果，半数を超える open access journal が，このインチキ論文を accept してしまったという。

　なぜ Science は，おとり捜査とも評すべきこのような調査を敢行したのだろう。私見ながら，以下のような理由が考えられる。一つは，質の低い open access journal が急増し，甘い査読が横行すれば，科学に対する信頼そのものが揺らぎかねない。そのことに対する科学界の強い危機感を反映しているのではなかろうか。もうひとつは，掲載料という名目で金銭を得て，科学を商

りえる。

４）Discussion の不備

　論理的一貫性のない文章構成，不完全かつバイアスがかかった結果の過剰な解釈・誇張，Results に基づかないこじつけの自己主張は，reject の原因となる。limitation の不十分な記載も，同様に reject の原因になる。

売の道具にしている一部の輩たちへの痛烈な批判ではないだろうか。

　マサチューセッツ工科大学（MIT）の大学院生らが作成した"SCIgen"は，無作為に選ばれた工学系用語を並べてインチキ論文を自動生成するプログラムである。2014 年 2 月 24 日の Nature の記事で，有名な出版社である Springer と米国電気電子学会（Institute of Electrical and Electronics Engineers：IEEE）の商用プラットフォームにある会議録集に，SCIgen を使って作成された 120 本以上の意味不明な論文が収録されていると報じられた（Richard Van Noorden. Publishers withdraw more than 120 gibberish papers. Nature. 2014-02-24）。フランスの研究者 Cyril Labbé の指摘によってそれが発覚し，すべて撤回されたという。

　さて，当該プログラムを作成した大学院生らには，Bohannon 氏と Science 誌が抱いていたような深慮遠謀はなく，単なるおふざけであったようである。彼らのプログラムは，彼らとは全く関係のない者たちによって勝手に偽論文作成のために利用されたようである。いずれにせよ，一部の journal では論文の査読が機能不全に陥っていることを示唆する事件ではある。

（3） Reviewer・editor の心証を悪くするポイント

Reviewer は，論文の可読性の高さに重きを置くものである。以下の
いずれも，それ単独では reject に至らないものの，reviewer・editor
の心証を悪くし，結果的に reject の確率を高める危険がある。

・投稿規定に従っていない原稿。
・フォントや文字サイズが不整，誤字脱字が多い，などの雑な原稿。
・文法的誤り，医学用語・統計用語の使い方の誤りが目立つ原稿。
・Self-explanatory でない Table，不鮮明な Figure。
・冗長・曖昧な記述，不必要な詳細説明，蛇足の記述。

3 査読結果の通知

（1） 査読結果通知のパターン

投稿後，1～数ヶ月経つと，査読結果の通知（decision letter）が送
られてくる。一般的に決定の通知には以下の4パターンがある。

① Accept（そのまま採択）
② Minor Revision（若干の修正）
③ Major Revision（大幅な修正）
④ Reject（却下）

一流誌の場合，ふつうは④，良い論文でも③，よほど優れた論文で
も②であり，①はまずない。

（2） 査読結果通知がなかなか送られてこないとき

Reviewer がなかなか決まらない，reviewer からのコメントの返送が遅れているなど，様々な理由で，査読結果の通知が遅れることがある。journal によっては査読システム自体がしっかり機能しておらず，長い期間待たされることもある。

投稿から 3 ヶ月待っても査読結果の通知が送られてこないときは，editorial office に問い合わせのメールを送ってもよいだろう。

以下の例文は，筆者が実際に送った問い合わせメールの内容である。

Dear Editorial Office,

We submitted our manuscript to *Journal of XX* at the very beginning of April, but have not heard the results yet. The online status remains "under review". We would be grateful it if you could let us know the most up-dated status of our submission and the future plans for the review of this manuscript at your earliest convenience. Your help is greatly appreciated.

このように最初の問い合わせはかなり低姿勢で，「お願いします」調の文面である。このメールを送った直後に editorial office から「お待ちください」という内容の定型文を添えたメールが返信されてきた。その後待つこと 2 ヶ月，依然として音沙汰がないため，以下のようなメッセージを含む第 2 弾の問い合わせメールを送りつけた。

> FIVE MONTHS have passed since we submitted our manuscript at the very beginning of April. You may remember our last inquiry to you 2 months ago. We have been waiting for your response as patiently as possible. Please let us know the current status of our paper and the planned schedule for the review as soon as possible.

　少し怒りと苛立ちの感情を行間に漂わせつつ，"Please let us know…" と一応「お願いします」調は残しておいた。

　幸いなことに，このメールを送ってから1週間ほど経て，editorial office から "minor revision request" のメールが送られてきた次第である。

コラム⑭　ワトソンとクリックの論文

　ジェームズ・ワトソン (1928-) とフランシス・クリック (1916-2004) らは，DNA の構造を解明した功績により，1962 年にノーベル生理学・医学賞を受賞した。DNA の2重らせん構造は，中学の理科の教科書にも載っているほど有名である。

　彼らは共著で 1953 年に，2重らせん構造の図を掲載した短い論文を Nature に投稿した (Watson JD, Crick FHC. Molecular Structure of Nucleic Acids：A Structure for Deoxyribose Nucleic Acid. Nature 1953; 171：737-738.)。

　この論文は，外部査読に回ることなく，editor が即 accept を決めたそうである。外部査読に回して出版を数ヶ月遅らせることなく，すぐに載せたい，誰の目にも明らかに優れた内容である，と editor は考えたのかもしれない。

（3） 姉妹誌投稿の推薦がきたら

　一流の journal に投稿すると，reject の返事とともに，reviewer comments に沿って修正の上，その journal よりもランクの落ちる姉妹誌への投稿を推薦されることがある。このような推薦を受けるかどうか，実に悩ましい。

　例えば，BMJ に投稿して reject されたが，同時に BMJ Open に推薦されることがある。BMJ の 2018 年の impact factor（IF）が約 27.6 に対して，BMJ Open は約 2.4 である。両者の開きがありすぎる。IF 20 超の journal と IF 2 台の journal の間には，多くの journal がひしめいている。

　BMJ Open への推薦はパスして，BMJ よりややレベルは低いが BMJ Open よりは高い他誌に投稿するのが通常の手段であろう。

　しかし，なるべく早く掲載したいなどの理由があれば，推薦された姉妹誌への投稿も一考の余地はある。なぜなら，上級誌の編集部が推薦している以上，姉妹誌への accept は（決して保証されているわけではないものの）かなり期待できるからだ。しかも，reject された journal における reviewer comments が姉妹誌にもシェアされるため，review の大幅な期間短縮が見込まれ，結果として迅速な publication につながりうる。

4 ▶ Reject されたら

（1） Reviewer のコメントの活用

　通常，external review に回れば，たとえ reject であっても，

reviewerのコメントとeditorによるrejectの理由が付されている。良いreviewerは建設的（constructive）なコメントを与えてくれる。それはauthorにとって貴重な財産である。reviewerのコメントのうち有用なものを参考にreviseして，別のjournalに再投稿しよう。

　また，rejectされても落ち込まないようにしよう。reviewerのコメントにいちいち落胆したり腹を立てても仕方がない。ときには心ないreviewerが，論文の内容の批判のみならず，筆者の人格まで否定するような残忍なコメントをよこすこともある。そのようなreviewerは不適格者であるから，あまり気にしないようにしよう。

　捨てる神あれば拾う神あり（When one door shuts, another opens.）といわれる。BMJにrejectされた1,223編の論文のうち，少なくとも836編は他誌に掲載されたことが確認された，という報告もある（Lilleyman JS. How to write a scientific paper — a rough guide to getting published. Arch Dis Child 1995；72：268-270）。

（2） Appeal は無駄

　Reviewerが論文の内容を誤解・曲解したり，きちんと論文を読みもしないで，とんちんかんなコメントをよこし，そのコメントを受けてeditorがrejectの判断を下してしまうことがある。そのような場合，appeal（抗議）のletterをeditorに送ることができる場合もある。
　Lancetの投稿規定には以下のような記載がある。

"Sometimes editors make mistakes. When we do, we like to hear about them. If an author believes that an editor has made an error in declining a paper, we welcome an appeal. In your appeal letter, please state why you think the decision is mistaken, and set out your specific responses to any peer-reviewers' comments if those seem to have been the main cause of rejection."

　しかし実際のところ，appeal が受け入れられ reject の判断が覆されることはほとんどない。reviewer の誤解や曲解はありがちであって，たとえそれらがあったとしても，全体的に質の高い論文であれば，editor がそれを認めて reject の判断は下さないはずである。逆に，reviewer の誤解や曲解の影響を除いたとしても，その論文が revision request のレベルに達していなければ，どのみち reject の判断を下す。つまり editor の判断がコロコロ変わることはないのである。

　Appeal など時間と労力の無駄である。それよりも，自分の論文が誤解・曲解された原因を考え，誤解されない文章に修正した方がよい。その上で，さっさと他誌に投稿する方が賢明である。

5 ▶ Revision request がきたら

（1）Revision request のパターン

　Revision request にはいくつかのパターンがある。大きくは，部分的に修正すればよい minor revision と，大幅な修正を要する major revision に分けられる。major revision にも，reject に近い major revision（条件付き reject ともいえる）から，accept が見込める major revision まで様々ある。前者は，かろうじて reject を逃れ，首の皮一枚で原稿の命がつながっている，しかしほとんど不可能に近い厳しい修正要求が目白押し，という状態である。

（2）Revision の極意

再投稿の際は，コメントへの返事（response to comments）とそれに沿う修正原稿（revised manuscript）を用意する必要がある。

Revision の極意は次のとおりである。

1）初回投稿時よりももっと心血を注いで revision にかかる

ある意味，論文投稿は revision request が来てからが真の勝負である。一回の revision で accept されるように，細心の注意と最大限の努力を惜しまないようにしよう。追加の実験，追加の分析を提案されたら，たとえ困難であってもできる限りやり通そう。editor や reviewer が，ぐうの音も出ないような完璧な revision を目指そう。

2）締め切りを守る

Revision request の letter に再投稿の期限が書かれてある（投稿規定に書かれていることもある）。期限は 3 ヶ月のことも 6 ヶ月のこともある。短い場合は 2 ヶ月，ときには 1 ヶ月ということもある。

修正作業になるべく早く着手した方がよいことは言うまでもない。author の怠慢によって締め切りに間に合わない，という事態は避けなければならない。

修正原稿の提出にもすべての author の承認が必須である。提出期限ぎりぎりになって co-author に原稿を送り，修正作業のミスを指摘されてしまうこともある。修正原稿とコメントへの返事も，native check は必須である。それにかかる期間（通常 1 週間前後）も考慮しつつ，早めに修正してすべての author に供覧すべきである。

時間を要する追加実験・追加分析など，期限内に再投稿できない正当な理由があれば，期限の延長をお願いするメールを editor に送って

もよい。editor が認めれば，期限延長は不可能ではない。

　なお，延長のお願いは締め切り前に行うべきである。締め切りを過ぎてからの延長依頼は，editor の心証を悪くする。また，締め切りを延長したにもかかわらず，お粗末な修正内容で再投稿された場合，editor の心証はかなり悪くなる。

３）Reviewer・editor に敬意を払う

　査読コメントを書くことはかなり大変な作業である。編集も神経をすり減らす作業である。author も必死だが，reviewer・editor も必死なのである。reviewer・editor とのやりとりは，研究者にとって一生の財産になる。reviewer・editor への敬意と感謝を忘れないようにしよう。

＜Response to reviewers の冒頭文例＞

> Dear Editor and Reviewers
>
> Thank you very much for reviewing our manuscript and offering valuable advice.
> We have addressed your comments with point-by-point responses, and revised the manuscript accordingly.

　返事の冒頭に，お礼の言葉を書こう。ひねった表現を使う必要はなく，"Thank you very much" とストレートに伝えよう。

4）Reviewer・editor との共同作業を楽しむ

論文の revision は，手厳しいコメントをよこす reviewer・editor とのバトルである，という側面も確かにある。しかし一方で，revision は reviewer・editor と author らとの共同作業である，という認識を持つことも大事である。

Reviewer・editor の修正意見には基本的に従う。自分の主張が独りよがりであっても，自分では気づかないことがある。優秀な reviewer は，それを教えてくれる。

良心的な reviewer は，「こう修正すれば，この論文はもっと attractive になる」と教えてくれる。建設的なコメントには感謝を述べ，指摘に沿って修正し，論文をブラッシュアップしよう。

Reviewer のコメントそのものを修正原稿に反映してもよい。reviewer が引用すべき文献を示してくれることもある。ありがたく応えるべきである。

研究デザイン上の限界，測定方法の限界など，どうしても修正できない request については，その旨を明記して limitation に加えるなどの対処が必要となる。reviewer の追加分析の要求にまともに答えず，それができない理由ばかり書き連ねて，limitation に文章を追加するだけの対応は，ゼロ回答に等しい。手を抜いてはならない。

Reviewer の質問に論理的に答え，可能な限りの修正を加える。それができていないと editor に判断されてしまうと，reject に傾く。

5）我慢が大事

ボロクソの批判に対しても，自分の意に沿わないコメントでも，たいていのことはグッと我慢して，原則として要求どおり修正しよう。

なお，ちゃんと native check を受けて投稿したにもかかわらず，reviewer が "poor English" というコメントをつけて返してくること

がある。実を言うと，reviewer が native English speaker の場合，非英語圏からの投稿論文というだけで，"poor English" というコメントを返すのは，よくあることである。頭にくるが，怒ってもしょうがない。英文校正会社にその旨を伝えて，再校正を依頼するのが良策であろう。

6）不適切なコメントへの対処

Reviewer も人間であり，完璧ではない。誤解に基づくコメントは少なからずある。些細な内容ならば，目くじらを立ててストレートに反論するのは控えよう。以下のように，婉曲的に reviewer の誤解を指摘しつつ，誤解を招いた表現を修正するようにしよう。

We regret the confusion. To avoid misleading the readers, we have revised the relevant comments.

混乱を招いて申し訳ない。読者をミスリードしないように，関連するコメントを修正した。

Reviewer が論文をきちんと読んでいなかったり，論文の内容を完全に誤解し，それに基づいて不当な批判や要求をしてくることがある。感情的にならず，冷静に，理由を明示して反論しよう。

We respectfully disagree with this comment.

"respectfully"（謹んで）を入れることでずいぶん文章のトーンが違う。この 1 文に続いて，reviewer の誤りを少し強めに指摘しよう。
あくまで採否を決定するのは editor であって reviewer ではない。

authorのreviewerに対する反論が正当であるとeditorが認めた場合，reject されることはない。

　Reviewer がときに，論文で提示されている研究仮説や目的とは直接関係のない追加分析を要求してくることがある。これも不当な要求の一つである。対処方法として，簡単にできる分析ならば一応やってみて，結果を reviewer に見せた上で，研究目的と直接関係ないから本文には載せない，とはっきり主張すればよい。追加実験が必要など大きなコストがかかる場合，やれない理由を述べるのではなく，やる必要がない理由を明示する。

6 ▶ 最終決定（final decision）

（1） 修正原稿に対する decision

　仮に author が revision request に可能な限り適切に応えきったとしても，解決されない限界などを理由に reject となることもある。

　また，一流の journal は投稿数が膨大であるため，かなり質の高い原稿でも，他の投稿原稿との相対比較から，修正によっても掲載レベルに達しなかったと editor が判断して，reject の最終決定をすることも稀ではない。

　しかしたいていの場合，revision request に対してほぼ完璧に応えることができれば，1 回の修正で accept をほぼ手中にできる。再投稿原稿にまだ修正の余地がある場合，再度の revision request が来る。1 回目同様，revision request には真摯に応える必要がある。

（2） Accept の通知

最終的な accept の通知も，corresponding author 宛にメールで送られてくる。

＜Accept の通知例＞

> Dear Dr. Yasunaga
>
> I am pleased to inform you that your work has now been accepted
> for publication…

研究者として，最上の喜びを味わえる瞬間である。

Accept 後，数週間ないし数ヶ月を経て，PDF ファイルで最終校正用の page proof が送られてくる。page proof を隅々までチェックし，誤字脱字などがないか，筆者による最終校正を行う。

それからしばらくして，論文が電子 journal に掲載され，世界中に release される。co-author，恩師，同僚などに伝えよう。周囲の「おめでとう」という言葉が，身にしみてありがたく感じられることだろう。

7 ▶ 出版後の対応

（1） Correspondence への返信

論文が掲載された後，読者からのお便り（correspondence, letter）

が editorial office 宛に送られてくることがある。editor はそれを author に送り，返信（response, reply）を送るかどうかを尋ねてくる。

　Response を送る義務はなく，断ってもよい。しかし，correspondence の内容によっては，response を送ってもよいだろう。

　自験例を紹介しよう。筆者らの論文が Critical Care Medicine に 2016 年に掲載された（Aso S, et al. The effect of intra-aortic balloon pumping under venoarterial extracorporeal membrane oxygenation on mortality of cardiogenic patients：an analysis using a nationwide

コラム⑮　ORCID とは？

　ORCID（Open Researcher and Contributor Identifier, オーキッド）は，世界中の研究者に固有の ID を付与し管理している国際的な非営利団体である（http://orcid.org/）。

　研究者は所属する組織を変更するとメールアドレスが変わったりする。また，同姓同名の研究者は，名前だけでは個人を識別できない。結婚などにより姓が変わることもある。こういった名寄せの問題を解決するために，世界共通フォーマットの研究者個人識別子として ORCID ID が導入された。

　最近は，論文の投稿に際して，author の ORCID ID の入力を求められることが増えてきた。各研究者は ORCID のホームページから無料で登録でき，簡単に ORCID ID を入手できる。各研究者の登録済み ORCID ID は，ORCID のホームページから検索できる。例えば，筆者の ORCID ID は以下のとおりである。

　　https://orcid.org/0000-0002-6017-469X

　個人の ORCID ページに研究成果情報を公開することもできる。ORCID は，Web of Science, PubMed, Publons など様々なシステムともリンクしている。

inpatient database. Crit Care Med 2016；44：1974-9.）。

　この論文に対して計 3 通の correspondence が送られてきた。その
うちの 1 本は，論文で用いられたデータベースに含まれない，SOFA
スコアや SAVE スコアなどデータを示すべき，という意見であった
（Crit Care Med 2017；45：e532.）。

　存在しないデータを示せと言われても無理である。元の論文ではそ
れらの代替データを用いており，limitation にも既に明記されてある。
それを再び指摘し，さらに結論部分に以下のような皮肉交じりの Con-
clusion を含む response 原稿を用意した。

"We hope they themselves will successfully construct a perfect
database including SOFA, SAVE and others."

彼らが自力で SOFA や SAVE スコアを含む完璧なデータベースを構築する
ことに期待する。

　原稿を英文校正に回したところ，native checker から次のような指
摘を受けた。
"I think the conclusion is a little strong."
　確かにそのとおりである。少し反省し，最終的には以下のように修
正して，返信した（Crit Care Med 2017；45：e532-e533.）。

"We hope that, in the future, more comprehensive databases that
include SOFA, SAVE and other severity of illness scoring systems
will further illuminate the therapeutic benefits…."

　別の 1 本も，既に論文に書かれている limitation に関する議論を蒸

し返すだけの内容であった（Crit Care Med 2017；45：e240-e241.）。

返信に以下の文章を入れて editorial office に送った。

"They merely rehash the argument that was already addressed in the published article, and their comments are far from constructive, without any new insight."

すると，editor に以下のようなお叱りのコメントをいただいた。

"The response to the letter is unnecessarily confrontational. The sentence is unnecessary and inflammatory. The response should address the critique and not the authors."

全くおっしゃるとおり，大いに反省した次第である。不当なコメントでも，けんか腰になったり，感情的になってはならない。批判の内容に対応すべきであって，批判している人物と対決してはならない。上記の一文は削除して，丁重に，元の論文の主張を繰り返した（Crit Care Med 2017；45：e241.）。

Editor に選抜された reviewer のコメントとは異なり，読者が自由に書く correspondence の中の意見は，ときに勝手気ままである。そういう意見に対しても，「関心を寄せていただき感謝する」という枕詞を添えて，真摯に対応する方が得策であろう。

（2）掲載後に誤りを発見したら

稀ではあるものの，論文が掲載された後になって，内容の明らかな

誤りを読者から指摘されることがある。あるいは筆頭著者自身や他の共著者がそれに気がつくこともある。

些細な typographical error（誤植）程度ならば，すぐに editorial office に連絡して，erratum（正誤表）を送り，掲載してもらうことはできる。その場合でも，既に掲載済みの論文に修正を加えることはできない。元の論文の書誌情報に，erratum の書誌情報を併記してもらうことは可能である。

問題は，誤りの程度が大きい場合である。誤りの内容によっては，分析自体をやり直す必要に迫られることもありうる。再分析の結果が Discussion や Conclusion に影響しない場合は，かろうじてセーフといえるかもしれない。editorial office に連絡して指示を仰ぐようにしよう。結果の数字が多数変更になり，Table ごと入れ替えが必要になる場合でも，erratum を掲載することで許してもらえるかもしれない。

しかし，論文の結論が変わってしまうような致命的な誤りの場合は，まさに大ごとである。筆者は経験がないので確たることは言えないものの，元の論文の取り下げ（withdrawal）も覚悟しなければならない。editorial office の指示に従うほかないだろう。実際にそんなことになったら，研究者としての信頼を大きく損ねることになってしまうだろう。

言うまでもないが，掲載後に誤りを発見されることなどないように，掲載前の最終段階に至るまで細心の注意を払って，完璧な原稿を仕上げることが肝要である。

8 ▶ 論文不正

ここで論文不正について言及する。

（1）論文不正に該当する行為

文部科学省は 2014 年に，「研究活動における不正行為への対応等に関するガイドライン」を策定した。ガイドラインでは，捏造（fabrication），改竄（falsification），盗用（plagiarism）の 3 つを，研究活動における「特定不正行為」と定義している。

捏造とは，存在しないデータや研究結果などを作成することである。改竄とは，実験・観察によって得られたデータや研究結果などを虚偽のものに加工することである。盗用（剽窃）とは，他の研究者のアイデアやデータ・研究結果を自らのものと偽って使用したり，他の論文の記述を適切な引用をすることなく流用することである。

論文不正の影響は当事者以外にも及ぶ。日本学術振興会編『科学の健全な発展のために—誠実な科学者の心得—』には，下記のように記されている。

「捏造，改ざんは，そもそも真理を探究するという科学研究の目的に反する重大な裏切りですが，科学者コミュニティに対する社会の信頼を失墜させ，また，人々の健康と安全に害悪を招くことすらある行為であることを認識しなければなりません。」

（2）意図しない盗用を防ぐには

盗用（剽窃）は，故意であれば捏造や改竄と同じ重大な不正行為である。しかし，意図しない盗用や自己剽窃を指摘されることはありうるため，論文の author は十分に注意しなければならない。

例えば他の論文の Methods と同様の方法で，異なる疾患や病態の患者を対象に研究を行い，論文中に元の論文の出典を明記すれば，

Methods の盗用には当たらない。しかし出典を明記せずに元の論文の Methods のテキストをコピーして自分の論文にペーストすれば，盗用に当たる。

　近年多くの出版社が iThenticate などの盗用チェック・ツールを導入し，盗用の防止に当たっている。他の論文の文章をコピーして自分の論文にペーストすると，盗用チェック・ツールに引っかかり，盗用と見なされる可能性がある。

　自分が書いた過去の論文の一部をコピペすることを，自己剽窃（text recycling）という。自己剽窃も盗用チェック・ツールに引っかかり，journal から指摘を受ける。毎回新しく英作文することを勧める。

（3） 二重投稿

　二重投稿（duplicate submission）も明らかな論文不正である。同じ原著論文を英語で英文誌に，日本語で和文誌に，両誌に無断で投稿する行為も，二重投稿に当たる。ただし，英文原著論文が出版された後に，それを引用する形で，その邦訳を和文誌に掲載することを両誌が認めれば，acceptable secondary publication として許容されることもある。

　なお，学会発表と論文投稿の内容が同じであっても，二重投稿には当たらない。学会発表の内容を論文化して出版することは，何ら問題はない。

（4） Salami-slicing submission

　Salami-slicing submission（サラミスライス投稿）とは，本来１つの論文にまとめるべき研究結果を，数本の論文に分けて投稿すること

を，サラミ・ソーセージを薄くスライスすることに例えた表現である。

しかし実際には，salami-slicing submission かどうかの判断はかなり難しい。

 ぜいたくジャーナルの商業主義？

ノーベル医学生理学賞を受賞したカリフォルニア大学のランディ・シェクマン教授が，イギリスの新聞 The Guardian に 2013 年に寄せた記事が衝撃的であった。Nature, Science, Cell は商業主義に陥り，科学研究をゆがめていると批判し，もはやこの 3 誌に投稿しないと絶縁状をたたきつけたのである (Randy Schekman. How journals like Nature, Cell and Science are damaging science. https://www.theguardian.com/commentis-free/2013/dec/09/how-journals-nature-science-cell-damage-science)。

"These journals aggressively curate their brands, in ways more conducive to selling subscriptions than to stimulating the most important research. Like fashion designers who create limited-edition handbags or suits, they know scarcity stokes demand, so they artificially restrict the number of papers they accept."

これらのジャーナルは，最も重要な研究を奨励するよりも，積極的にブランド価値を高めて購読数を延ばすことに汲々としている。限定版のハンドバッグやスーツを作るファッションデザイナーのように，彼らは希少性が需要を喚起することを知っており，受理する論文の数を人為的に制限している。

"A paper can become highly cited because it is good science—or because it is eye-catching, provocative or wrong. Luxury-journal editors know this, so they accept papers that will make waves because they explore sexy subjects or make challenging claims. This influences the

<＜明らかな salami-slicing submission の例＞
　研究者は，前向き介入研究を計画し，対象者を以下の3つのグルー
プに分けた。
　A群：治療A実施群

science that scientists do."

　論文は，優れた科学であればこそ，よく引用される。そればかりでなく，人目
を引いたり，挑発的であったり，誤っていても，よく引用される。ぜいたく
ジャーナルの editor はこのことを知っているから，物議をかもす論文を受け入
れる。なぜならそれらは人目を引くテーマを求め，挑戦的な主張をするからだ。
これは科学者が実際に行う科学にも影響を与える。

　ノーベル賞受賞者の言葉は耳目を集める。注目されやすい研究分野の時流
を3誌が恣意的に作り出すことで，その他の重要な分野の研究が取り残され
る。そうしたことが科学の健全な発展を阻害する，とシェクマン教授は主張す
る。
　確かに，ぜいたくジャーナルの専属 editor たちには，我こそが科学研究の
時流を決めている，という自負があるように見えなくもない。それが人によって
は傲慢な態度に映るのかもしれない。
　しかし，あえて言えば，3誌は間違いなく基礎研究の領域をリードしてきた
のであり，時流には乗らないが優れた論文も多く掲載している。また，ブラン
ド力を高めて販売部数を増やすことに必死なのは，3誌に限ったことではな
いような気もする。
　とはいえ，ジャーナルが商業主義に走れば，科学をゆがめる危険性をはら
むことには，各研究者が注意を払うべきではあろう。ブランド力のあるジャー
ナルに掲載された論文ばかりありがたがって読むのではなく，論文の価値をき
ちんと評価できる力をつけておくことも大事ではなかろうか。

B群：治療B実施群

C群：コントロール群

　研究者はデータ収集後，A群とC群を比較する論文を1本，B群とC群を比較する論文を1本書いて，別々のjournalに投稿した。

＜salami-slicing submission とはいえない例＞

　研究者は，喘息患者における治療Aと予後の関連を調べる後ろ向き観察研究を行った。データ収集後，対象を小児と成人に分類し，小児における治療Aと予後の関連についての論文を1本，成人における治療Aと予後の関連についての論文を1本，別々のjournalに投稿した。

　前者のようなあからさまなデータ分割（data splitting）によるsalami-slicing submission は，論文不正の誹りを免れない。

　しかし後者の場合，2本の論文に対象の重複はない。同じ治療法であっても，小児の喘息と成人の喘息でその位置づけや意義が異なっていれば，別の治療と見なすことができる。したがって，2つの論文に分けても salami-slicing submission とはいえないだろう。

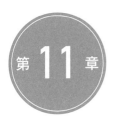

第 11 章

査読コメントの書き方

査読の鉄則
[鉄則 47] ▶建設的，教育的，学術の発展に寄与するようなコメントを心がける。
[鉄則 48] ▶過度に批判的なコメント，攻撃的なコメントはご法度。
[鉄則 49] ▶Limitation を許容する。
[鉄則 50] ▶再査読の時点での新たな追加修正要求はご法度。

1 ▶ 査読依頼を受けるか否か

Journal の編集委員会（editorial board）は，編集長（editor-in-chief）の他に，多くの編集者（editor）により構成される。個々の投稿論文に対して，担当の編集者が割り当てられる。

一般に査読者（reviewer）は，投稿論文のテーマと同様の研究もしくは同じ領域の研究の論文出版実績がある研究者から選ばれる。研究者の立場から見ると，自分がこれまで発表した論文と類似のテーマを扱った投稿論文の reviewer に選ばれる可能性が高い。

査読の依頼は，ある日突然，journal の編集部から直接メールで送られてくる。自分がこれまで投稿したこともない journal から依頼を受けることも珍しくない。

査読依頼を受けるべきかどうかは，研究者の悩みの種の一つである。特に，人生で初めて査読依頼を受けたときには，大いに戸惑うものである。

　しかし，査読依頼が来るということは，一人前の研究者であることを認められていることの証左である。自信を持って引き受ければよい。依頼メールに付記されている Abstract をよく読んで，自分の研究領域と大きく離れていない限り，査読を引き受けてもよい。

　査読はボランティアである。引き受けるのも断るのも自由である。しかし，いったん引き受けたら，手を抜いてはならない。論文の著者にとって有用なコメントを提供する。そのことによって論文の内容が改善され，読者にとって有益な情報が提供されれば，ひいては医学・医療の進歩につながりうる。

　最新の研究をめぐって，自分と同じ分野の第一線の研究者たちと向き合い，互いに洞察力と論理力を駆使して，真摯に，ときに激しく議論できることが，査読の醍醐味である。author と reviewer のやりとりは，お互いにとって一生の財産である。

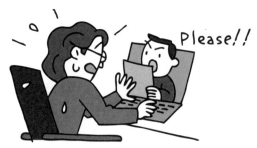

査読依頼は突然やってくる！

＜Reviewer の心得 7 ヶ条＞

その 1 : 私情を挟むべからず

その 2 : 建設的・教育的コメントに徹すべし

その 3 : アラ探しに終始するべからず

その 4 : Limitation を許容すべし

その 5 : 自己流を押しつけるべからず

その 6 : 背伸びするべからず

その 7 : 品位と礼節を保つべし

（1） 私情を挟むべからず

　投稿原稿の内容が自分の興味に合致している，自分が今やっている研究と似通っている，自分の論文を引用してくれている，などの点を採否に関する推奨を判断する材料にしてはならない。特にauthor名がわかる場合，author が自分の知り合いだから，その道の大御所が co-author だから，といった事情を判断の材料にしない。

（2） 建設的・教育的コメントに徹すべし

　「どのように分析を追加・修正すれば，論文の質が向上するか」「どのように原稿を書き直せば，論文がもっと魅力的（attractive）になるか」を考え，positive feedback することに全力を尽くすべきである。

到底対応できないような修正を無理強いすることは，非建設的である。最終的に reject となっても，author にとって有意義な示唆（suggestion）を一つでも多く提供すべきである。

（3）アラ探しに終始するべからず

論文の批判的吟味（critical reading）と，peer-review とは異なる。重箱の隅をつつくような些末な問題点ばかり書き連ねて author に negative feedback することは，当該研究領域の発展にとってはほとんど意味のないことである。

（4）Limitation を許容すべし

「n が少ないからダメ」「RCT じゃないからダメ」という紋切り型のコメントは，建設的・教育的とはいえない。投稿された journal のレベルを考量しつつ，ある程度の limitation は許容すべきである。

（5）自己流を押しつけるべからず

Author の方法や考察が自分の流儀と異なる場合でも，科学的に妥当であれば受け入れなければならない。author に自分の流儀や主義主張を押しつけてはならない。

（6）背伸びするべからず

自分を賢く見せようとするような，pedantic なコメントを書き連ねるべきではない。よく知りもしないことをコメントに書くべきでな

い。例えば，疫学・統計の専門家でもないのに，疫学・統計のことについて生半可な知識をひけらかし，無意味な要求をするべきでない。

（7）品位と礼節を保つべし

Author を貶めるような攻撃的なコメントは絶対に避けるべきである。論文の内容の批判を超えて，まるでauthor の人格まで否定するかのような残忍なコメントをよこす reviewer が稀に見受けられる。そのようなコメントは，誰にとっても無益である。author のためにはならず，したがって読者のためにもならず，医学の発展にも何ら寄与しない。

---

3 ▶ 再査読における注意点

Reviewer は，初回の査読コメントをオンラインで投稿する際に，再査読を行う意思があるかどうかを問われることが多い。その場合，初回に reject の推奨を出した reviewer は，再査読を断ってもよい。Journal によっては，editor が revision の判断を下した場合，初回に reject の推奨を出したreviewer には再査読を依頼しないこともある。

初回に revision の推奨を出した reviewer には，再査読の依頼が編集部から送られてくる。reviewer は，筆者が査読意見に沿って適切に原稿を修正しているかどうかを審査する。適切な修正が成されておらず，author が査読意見に応えることが困難であると判断した場合は，再査読の段階で reject の推奨を出してもよい。

修正が不十分な場合や，修正によって新たに発見された問題について，再度の修正要求を出してもよい。ただし，初回投稿時に指摘でき

たにもかかわらずしなかった修正意見を，再投稿後に後出しで表明することは，原則として不可である。

コラム⑰ Reviewer へのインセンティブ

　査読は，科学の発展のために，学術のコミュニティに属する研究者たちが負うべき必要な貢献とされ，報酬を伴なわいボランティア参加が原則とされている。しかし，投稿数の肥大化が reviewer や editor の過重な負担をもたらしており，査読システムにも限界がきているようだ。

　Angewandte Chemie という化学系の journal の editor-in-chief を長年務めた François Diederich 氏が，"Are We Refereeing Ourselves to Death?" と題する興味深い論考を同誌に寄せた。journal の編集部は，reviewer の確保に苦心している。外部の科学者に査読依頼をしても拒否される率は高くなっている。また，査読が承諾されても，reviewer は査読に十分な時間を割くことができず，論文をよく読まないで質の低い査読コメントを返すケースも散見されるという（Angew Chem 2013；52：13828-13829）。

　Reviewer に何らかのインセンティブを与えることを考慮することは，journal にとって，ひいては科学界全体にとって，差し迫った課題といえるかもしれない。既にいくつかの出版社は，reviewer にインセンティブを付与するために，様々な工夫をしている。感謝状を送ったり，出版費用を割り引いたり，優れた reviewer を表彰したり，といったささやかなインセンティブである。

　査読に対して直接に金銭的な対価を支払うことについては，賛否がある。査読は時間のかかる頭脳労働であり，相応の対価を支払うべき，journal は定期購読料や掲載料などの収入の一部を reviewer に還元すべき，との考えも完全に否定はできない。査読の明確なインセンティブになり，査読を引き受ける研究者も増えるだろう。

しかし, reviewer に金銭的報酬を与えるとなると, 伝統的な査読システムが大きな変化に直面することとなる。査読を労働と見なすならば, その成果物に対する評価が必要となる。手抜きをしないように, ある一定の基準に基づく査定を行わなければならなくなる。つまり, reviewer のコメントを査読する, という二度手間が発生しうる。そういったシステムを構築するためのコストがかかり, 出版にかかる費用全体がさらに上がってしまうかもしれない。そうした理由で, 有給の査読はなかなか実現しないものとみられる。

　従来, 査読が研究者の業績として積極的に評価されることはあまりなかった。しかし, reviewer に選ばれることは, 一人前の研究者として認知されたことの証左でもある。それを評価しようという動きもある。

　Publons は, 2012 年に設立され, 「査読をより迅速で, 効率的かつ効果的にすることで科学を加速する」という使命を掲げ, 研究者の査読活動を支援している (https://publons.com/)。研究者は Publons のアカウントを無料で作成でき, 自身の査読履歴を登録し, それを公開できる。ORCID との同期もできる。

　英米の研究者の CV (履歴書) に, 査読履歴も書かれていることをよく見かけるようになった。査読履歴が CV の価値を高め, 将来的に研究費やポストを獲得するために役に立つ, という認識が高まっているのかもしれない。日本の研究者の間では, 現在のところそういった習慣はあまりないようだ。しかし, 個人的には, 査読履歴を研究者の評価の参考にすることは妥当ではないかと考える。

INDEX

INDEX

INDEX

著者プロフィール

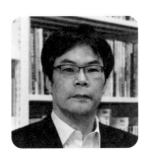

康永 秀生
（やすなが ひでお）

東京大学大学院医学系研究科

公共健康医学専攻臨床疫学・経済学　教授

平成6年　東京大学医学部医学科卒。

卒後6年間外科系の臨床に従事した後，

東京大学大学院医学系研究科公衆衛生学，

東京大学医学部附属病院企画情報運営部，

Harvard Medical School, Department of Health Care Policy

（客員研究員）などを歴任。

平成25年より現職。専門は臨床疫学，医療経済学。

平成27年より Journal of Epidemiology 編集委員。

令和元年より Annals of Clinical Epidemiology 編集長。

令和3年1月までに医学英語論文の出版数約580本。

必ずアクセプトされる医学英語論文　改訂版
完全攻略 50 の鉄則

2016 年 1 月 20 日　第 1 版発行	
2021 年 3 月 20 日　第 2 版第 1 刷発行	

著　者　康永　秀生

発行者　福村　直樹

発行所　金原出版株式会社

〒113-0034 東京都文京区湯島 2-31-14
電話　編集 (03) 3811-7162
　　　営業 (03) 3811-7184
FAX　　(03) 3813-0288
振替口座 00120-4-151494
http://www.kanehara-shuppan.co.jp/

© 康永秀生, 2016, 2021

検印省略

Printed in Japan

ISBN 978-4-307-00491-6

組版・印刷／三報社印刷㈱
製本／永瀬製本所
デザイン／クワデザイン

「統計はよくわからないから読み飛ばす」。本当にそれでいいのか?

超絶解説
医学論文の難解な統計手法が手に取るようにわかる本

康永秀生　山名隼人　岩上将夫 編著

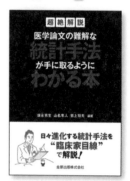

近年、医学研究に用いられる統計手法が極めて高度化している。臨床家が現代の論文を斜め読みせず、真に理解するにはどうすればよいのか? そのためには臨床医学の進歩だけでなく、統計学の進歩もキャッチアップしていく必要がある。本書では、「どのような臨床的状況や臨床データに当てはまるか」に焦点を合わせ、日々進化する難解な統計手法を"臨床家目線"で徹底的にわかりやすく解説した。臨床疫学の専門家たちが贈る、すべての臨床家必携の1冊。

イントロダクション　臨床疫学・統計学の基礎から応用へ
第1章　傾向スコア分析の応用 ―未測定交絡を傾向スコアで調整できる?
第2章　操作変数法 ―究極の擬似ランダム化?
第3章　不連続回帰デザイン ―HPVワクチンで無防備な性交が増える?
第4章　差の差分析 ―ポケモンGOで健康になれる?
第5章　時間依存性交絡と周辺構造モデル ―重症熱傷患者に対する気管切開術の効果は?
第6章　感度分析 ―見方を変えれば姿が変わる?
第7章　生存時間分析における競合リスクモデル ―死ねば人工呼吸から離脱できる?
第8章　欠側データの取り扱いと多重代入法 ―データが欠けている患者は解析から除く?
第9章　マルチレベル分析 ―患者は病院の色に染まる?
第10章　症例対照研究、マッチド・ペア・コホート研究 ―統合失調症患者はがん診断が遅れる?
第11章　自己対照研究デザイン ―インフルエンザが急性心筋梗塞のリスクを高める?
第12章　臨床予測モデル ―10年以内に心血管イベントが起こる確率は?
第13章　機械学習 ―アルゴリズムは経験知を超えるか?
第14章　データベースにおけるバリデーション研究 ―リアルワールドデータを理解するために
コラム　・臨床疫学・統計学を学ぶ機会　・統計家の困惑　・発生件数だけでオッズ比を導出する　ほか

◆A5判　272頁　◆定価3,520円(本体3,200円+税10%)　ISBN978-4-307-00487-9

〒113-0034 東京都文京区湯島2-31-14 TEL03-3811-7184(営業部直通) FAX03-3813-0288
金原出版
本の詳細、ご注文等はこちらから ▶ https://www.kanehara-shuppan.co.jp/

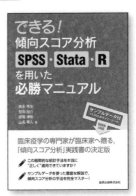
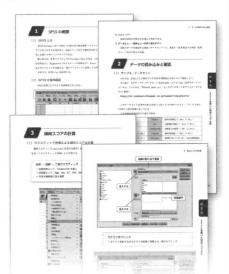

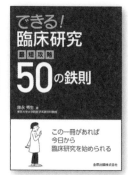
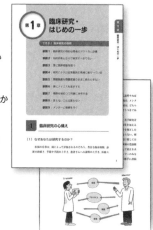